第 3 版
食品学

栄養機能から加工まで

露木英男・田島　眞
編著

共立出版

執筆者一覧 (執筆順)

露木英男	日本大学名誉教授・農学博士
田島　眞	実践女子大学名誉教授・農学博士
小林益男	華調理製菓専門学校専任講師・農学修士
太田尚子	日本大学短期大学部教授・学術博士
広井　勝	元 郡山女子大学教授・農学博士
川嶋浩二	元 聖徳大学教授・農学博士
麻生慶一	日本獣医生命科学大学名誉教授・農学博士
松山　惇	元 玉川大学教授・農学博士
田島真理子	鹿児島大学教授・博士（農学）
谷本信也	青山学院女子短期大学名誉教授・農学博士
鈴木たね子	国際学院埼玉短期大学客員教授・農学博士
白尾美佳	実践女子大学教授・医学博士
四宮陽子	元 実践女子大学教授・農学博士
奈良一寛	実践女子大学准教授・博士（農学）
橋口　亮	長崎女子短期大学教授・農学博士
太田英明	中村学園大学教授・農学博士
伊藤眞吾	元 日本大学教授・博士（農学）
竹永章生	日本大学教授・農学博士
大越正人	東京栄養専門学校専任講師・農学修士
小川　嘉	元 国際学院埼玉短期大学助教授・農学修士
三浦理代	女子栄養大学名誉教授・農学博士
望月　篤	日本大学名誉教授・農学博士

はじめに

　本書は2002年に初版を発行して以来，管理栄養士・栄養士養成施設を中心に広く利用されてきたが，食品学の進歩は著しい。とくに食品の三次機能，すなわち生理機能の解明は日進月歩である。

　さらに，2015年には日本食品標準成分表が七訂版に改訂され，2016・2017年には七訂追補版が公表された。それにともない，栄養機能のデータを更新することになった。そのほか，法規制の改正もあり，本書も早急の改訂が必要になった。

　また，実際の利用者からの意見を取り入れ，内容の充実も図る必要に迫られた。これらの理由から，第3版の発行を行うこととなった。本書が初版，第2版と同様に活用されることを期待している。

　食品学は，4年制においては4単位，2年制においては2単位として開講されることが多いが，本書はこのいずれにも対応できるように，成分から栄養機能，加工にいたるまでをコンパクトにまとめた。また，食品学は2年次に開講されることが多いため，平易に記述することを心がけた。

　その内容は，1章 人間と食品，2章 食品の栄養と機能，3章 食品のし好と品質，4章 食品の安全と衛生管理，5章 食品の物性，6章 食品各論―成分から加工まで―，7章 表示と規格，8章 食品についての情報収集法，に分けて取りまとめたが，最近脚光を浴びている食品機能については2章に盛り込み，食品の安全性については4章に記述した。

　本書の特徴を列挙すると，①新しい管理栄養士・栄養士養成カリキュラムに沿うように，従来の食品学総論に食品学各論とさらに食品加工学を合体してあり，本書1冊で食品学の講義に対応できる，②食品のもつ生理機能，栄養機能についても，広く取り上げてある，③七訂日本食品標準成分表の成果を全面的に採用してある，④学習を進めていく上で必要な情報の入手法について詳しく記述した，⑤最近の行政情報に基づく規制，表示についても詳記してある，⑥短大での授業レベルにも対応してある。

　したがって，本書は管理栄養士・栄養士養成コースの教科書として大変役立つだけではなく，生物資源科学系（旧農学部系）や家政学系の大学・短大の教科書としても利用できるし，さらに調理師養成コースの参考書としても役立つであろう。

　最後に，本書の刊行にあたって種々ご配慮を頂いた共立出版株式会社の関係者各位に対し，厚くお礼申し上げる。

2018年2月　露木英男・田島　眞

目 次

第 1 章　人間と食品

1.1　食品とは ··· 1

1.2　食品の分類 ·· 2

　　1.2.1　生産方式による食品の分類　2
　　1.2.2　起源による食品の分類　3
　　1.2.3　食品成分表による食品の分類　3
　　1.2.4　栄養素による食品の分類　3
　　1.2.5　主な作用による食品の分類　4
　　1.2.6　栄養成分の類似性による食品の分類　4
　　1.2.7　主要成分による食品の分類　4
　　1.2.8　国民健康・栄養調査食品群別摂取量の表による食品の分類　4
　　1.2.9　灰分の反応による食品の分類　5
　　1.2.10　用途による食品の分類　5
　　1.2.11　FAO による食品の分類　7

1.3　食品の歴史的変遷 ··· 7

　　1.3.1　原始，縄文，弥生，古墳時代　7
　　1.3.2　奈良，平安時代　7
　　1.3.3　鎌倉，室町時代　8
　　1.3.4　安土桃山時代　8
　　1.3.5　江戸時代　9
　　1.3.6　明治時代以降　9

1.4　食物の連鎖 ·· 9

1.5　重要農作物の大移動 ··· 10

第 2 章　食品の栄養と機能

2.1　水 ··· 13

　　2.1.1　食品中の水分量　13
　　2.1.2　自由水と結合水　13
　　2.1.3　水分活性　14

2.2　炭水化物 ··· 14

　　2.2.1　還元糖と非還元糖　14

2.2.2　単糖類　14
　　　2.2.3　少糖類　17
　　　2.2.4　多糖類　17
　　　2.2.5　炭水化物の栄養と機能　18
2.3　たんぱく質･･･20
　　　2.3.1　アミノ酸　20
　　　2.3.2　たんぱく質の分類　23
　　　2.3.3　たんぱく質の構造　23
　　　2.3.4　たんぱく質の変性　25
　　　2.3.5　たんぱく質の栄養　27
2.4　脂　　質･･28
　　　2.4.1　油　脂　29
　　　2.4.2　脂肪酸　29
　　　2.4.3　油脂の化学的特数　31
　　　2.4.4　リン脂質　31
　　　2.4.5　糖脂質　31
　　　2.4.6　ステロール　31
　　　2.4.7　炭化水素　32
　　　2.4.8　高級脂肪族アルコール　32
2.5　ビタミン･･32
　　　2.5.1　ビタミンとは　32
　　　2.5.2　脂溶性ビタミン　33
　　　2.5.3　水溶性ビタミン　34
2.6　無機質･･･36
　　　2.6.1　無機質とは　36
　　　2.6.2　ミネラルの種類　36
　　　2.6.3　食品中のミネラルの働き　36
　　　2.6.4　酸性食品とアルカリ性食品　37
　　　2.6.5　ミネラルの生理作用　37
2.7　食物繊維･･･38
2.8　機能性成分･･･39
　　　2.8.1　糖　質　40
　　　2.8.2　食物繊維　41
　　　2.8.3　有用微生物　41
　　　2.8.4　茶　42
　　　2.8.5　香辛料　42
　　　2.8.6　大豆　43
　　　2.8.7　野菜・果実　44
　　　2.8.8　その他　46

第 3 章　食品のし好と品質

3.1　食品のし好成分 ………………………………………………………………………… 47
　　3.1.1　食品のおいしさを決める要因　47
　　3.1.2　色　素　47
　　3.1.3　味覚物質　52
　　3.1.4　香気物質　55

3.2　食品成分の変化 ………………………………………………………………………… 57
　　3.2.1　加熱による変化　57
　　3.2.2　酸化による変化　60
　　3.2.3　微生物と酵素による変化　63

3.3　成分間反応 ……………………………………………………………………………… 65

第 4 章　食品の安全と衛生管理

4.1　食品の有毒・有害成分 ………………………………………………………………… 69
　　4.1.1　植物性自然毒　69
　　4.1.2　動物性食品の自然毒　70
　　4.1.3　変異原性物質　71
　　4.1.4　微生物によって生成する有毒物質　71
　　4.1.5　残留農薬および環境汚染物質　71
　　4.1.6　異常プリオン　72

4.2　食品の衛生管理 ………………………………………………………………………… 72
　　4.2.1　殺菌技術　72
　　4.2.2　食品の品質判定　72
　　4.2.3　HACCP による食品の衛生管理　72
　　4.2.4　BSE 対策　73

4.3　食品の保蔵技術 ………………………………………………………………………… 73
　　4.3.1　水分活性の調整　73
　　4.3.2　低温貯蔵　73
　　4.3.3　CA 貯蔵　74
　　4.3.4　pH の調節　74
　　4.3.5　食品添加物の利用　74
　　4.3.6　放射線の利用　74

第5章　食品の物性

5.1　コロイド………………………………………………………………………………………75
　　5.1.1　コロイドとは　75
　　5.1.2　食品分散系の分類　75
5.2　レオロジー……………………………………………………………………………………76
　　5.2.1　レオロジーとは　76
　　5.2.2　食品のレオロジー　77
5.3　テクスチャー…………………………………………………………………………………78
　　5.3.1　テクスチャーの測定　78

第6章　食品各論 ─成分から加工まで─

6.1　穀　類…………………………………………………………………………………………79
　　6.1.1　米　79
　　6.1.2　小　麦　82
　　6.1.3　大麦，そば　85
　　6.1.4　とうもろこし　85
　　6.1.5　その他の雑穀　85
6.2　いも・でんぷん類……………………………………………………………………………86
　　6.2.1　じゃがいも　86
　　6.2.2　さつまいも　86
　　6.2.3　さといも　87
　　6.2.4　こんにゃくいも　87
　　6.2.5　その他のいも　88
6.3　砂糖と甘味料…………………………………………………………………………………88
　　6.3.1　砂　糖　88
　　6.3.2　新甘味料　88
6.4　豆　類…………………………………………………………………………………………91
　　6.4.1　大　豆　92
　　6.4.2　あずき　96
　　6.4.3　いんげん豆　97
　　6.4.4　えんどう　98
　　6.4.5　そら豆　98
　　6.4.6　ささげ　99
　　6.4.7　りょくとう　99
6.5　種実類…………………………………………………………………………………………99
　　6.5.1　くり，くるみ，カシューナッツ，マカダミアナッツ，ペカン，しいの実，
　　　　　とちの実，ぎんなん　99

6.5.2　アーモンド，ピスタチオ，らっかせい　100
　　　6.5.3　ごま，ひまわりの種，かぼちゃの種，けしの実，まつの実，あさの実　101
6.6　野菜類 ……………………………………………………………………………………… 101
　　　6.6.1　野菜の種類　101
　　　6.6.2　野菜類の性状　102
　　　6.6.3　野菜類の化学成分　102
　　　6.6.4　野菜の貯蔵，加工　106
6.7　果実類 ……………………………………………………………………………………… 108
　　　6.7.1　果実類の種類　109
　　　6.7.2　果実類の化学成分　109
　　　6.7.3　果実類の貯蔵，加工　110
6.8　きのこ類 …………………………………………………………………………………… 112
　　　6.8.1　きのことは　112
　　　6.8.2　きのこ類の成分組成　113
　　　6.8.3　代表的なきのこの特徴　114
6.9　藻　類 ……………………………………………………………………………………… 115
　　　6.9.1　昆　布　115
　　　6.9.2　わかめ，あらめ　116
　　　6.9.3　ひじき，もずく　116
　　　6.9.4　の　り　116
　　　6.9.5　てんぐさ，おごのり　117
　　　6.9.6　あおのり，かわのり　117
6.10　魚介類 ……………………………………………………………………………………… 118
　　　6.10.1　まぐろ類　119
　　　6.10.2　かつお類　120
　　　6.10.3　いわし類　122
　　　6.10.4　さ　ば　123
　　　6.10.5　さんま　123
　　　6.10.6　あ　じ　124
　　　6.10.7　たら類　124
　　　6.10.8　ひらめ，かれい類　125
　　　6.10.9　たい類　125
　　　6.10.10　さけ，ます　126
　　　6.10.11　うなぎ　126
　　　6.10.12　いか，たこ類　126
　　　6.10.13　えび，かに類　127
　　　6.10.14　うに，なまこ類　128
　　　6.10.15　淡水魚類　128
　　　6.10.16　貝　類　129
　　　6.10.17　その他の魚介類　130

6.11 肉　類 …………………………………………………………………………………… 130
6.12 卵　類 …………………………………………………………………………………… 136
6.13 乳　類 …………………………………………………………………………………… 137
　　　6.13.1　乳製品の分類　137
　　　6.13.2　牛乳の成分組成　140
6.14 油脂類 …………………………………………………………………………………… 142
　　　6.14.1　食用油脂の分類　142
　　　6.14.2　油脂の構造と性質　143
　　　6.14.3　各食用油脂の特徴　144
6.15 菓子類 …………………………………………………………………………………… 145
6.16 し好飲料 ………………………………………………………………………………… 146
　　　6.16.1　アルコール飲料　146
　　　6.16.2　非アルコール飲料　150
6.17 調味料類および香辛料類 ……………………………………………………………… 153
　　　6.17.1　調味料類　153
　　　6.17.2　香辛料類　156
6.18 調理加工食品類 ………………………………………………………………………… 157
　　　6.18.1　レトルトパウチ食品　157
　　　6.18.2　冷凍食品　158
　　　6.18.3　インスタント食品　159
　　　6.18.4　缶・びん詰食品　159

第7章　表示と規格

7.1 保健機能食品 …………………………………………………………………………… 161
　　　7.1.1　特定保健用食品　163
　　　7.1.2　栄養機能食品　166
　　　7.1.3　機能性表示食品　166
　　　7.1.4　保健機能食品の使用法　167
7.2 食品の表示制度 ………………………………………………………………………… 167
7.3 各種の食品表示制度と食品規格 ……………………………………………………… 167
　　　7.3.1　食品表示法による表示　167
　　　7.3.2　JAS規格　169
　　　7.3.3　その他の表示制度　170

第8章　食品についての情報収集法

8.1　官能検査 ………………………………………………………………………………… 171
　　　8.1.1　官能検査の適用　171
　　　8.1.2　官能検査の目的　171
　　　8.1.3　し好特性　172
　　　8.1.4　食品の官能検査法　173
　　　8.1.5　官能検査の環境　173
8.2　日本食品標準成分表 ……………………………………………………………………… 173
　　　8.2.1　日本食品標準成分表2015年版の概要　174
　　　8.2.2　食品成分表の活用法　175

参考文献 ……………………………………………………………………………………… 177
索　引 ………………………………………………………………………………………… 178

第1章 人間と食品

キーワード 六つの基礎食品，四つの食品群，国民健康栄養調査
課題 1日の食事献立を六つの基礎食品と，四つの食品群に分けてその相違を比較してそれぞれの特徴を考える。

1.1 食品とは

　食品とは何であるか？　はっきりした定義を探すことはむずかしい。元来，日本語には類（義）語（シノニム）が多く，食品の類語として，食物，食糧，食料，糧食，糧秣，食料品，飲食物などをあげることができる。

　そこで，これら用語の意味するところを代表的な国語辞典によって探究してみよう。まず，『広辞苑』（新村出編，岩波書店，2008）によると，食品とは"人が日常的に食物として摂取する物の総称。飲食物。食料品"，食物とは"生物が生きるために日常摂取して身体の栄養を保持するもの。動物性食物と植物性食物とに分ける。たべもの。食品"とある。また，食料とは"食べ物とするもの。食料品"，"食事の代金や食費"とあり，食糧とは"食用とする糧。糧食。食物。主として主食物をいう"とある。

　また，『広辞林』（三省堂編修所編，三省堂，2003）によると，食品とは"食料品，食用品"，食物とは"食用となるもの。たべもの。くいもの。食料。食品"とある。また，食料とは"食べ物。食物"，"食事の代金，食費"とあり，食糧とは"食用にするかて。食物。糧食。主として主食品にいう"とある。

　さらに，『新潮日本語漢字辞典』（新潮社編，新潮社，2007）によると，食品とは"食べ物。また，加工されて製品となった食べ物"とある。また，食料とは"食べ物。料理の材料となるもの"とあり，食糧とは"食べ物。多く，主食となるものを指す。糧食"とある。

　これらの解説を検討してみると，食品，食物，食糧，食料のうち，食糧を除いて，その意味するところはあまり判然としない。筆者なりにこれらの記事を取りまとめてみると，食物とは，食べる物すなわち食べ物であり，食品とは，食物になる物である。さらに食糧とは，食用とする糧（かて）であって，米，麦などの主食をさし，食料とは，食物に供すべき材料である。以上が日本の代表的な国語学者らの解説の取りまとめであるが，彼らの考えによれば，食品と食料とはたいへん類似した用語であって，食物の原材料的意味が強いと結論づけているよ

うである。

　筆者は各種の専門書などを参考にして，食品，食物，食料，食糧を次のように定義したい。
食品とは，栄養素を含み，有毒・有害物を含まない，し好性をもった天然物またはその加工品である。そして食品の具備すべき特性として，栄養性，し好性，機能性，安全性の4点をあげることができる。これら4点のうち，栄養性とは，外界から摂取しなければならない栄養素（たんぱく質，脂質，糖質，ミネラル，ビタミンを五大栄養素）を含み，人間の生命と健康を維持する働きを有していることである。し好性とは，味覚・嗅覚・視覚・触覚などの感覚を通じて，人間の食欲をそそるような魅力ある作用のことである。機能性とは，人体の恒常性を維持し，生体防御，体調リズムの調節などに役立つ機能をもつことである。安全性とは，腐敗・変敗しておらず，ふぐ毒やきのこ毒のような天然の有毒物を含まず，さらに農薬，不法添加物，環境ホルモンなどの有害物で汚染されていない，すなわち食品として全く安全なものでなければならないことである。

　さて，食品は直接食用とされるか，あるいは調理・加工してから食用とされるが，そのとき人間のし好に合わせて，そのまま食べられるようにしたものが食物といえよう。すなわち，食物とはそのまま食用とされる食品，あるいは食品とし好品（色，味，香りなど風味を与えるもの）を適切に使用し，食べられるように調理あるいは加工したものである。

　近年，農林水産統計などで食料という用語がよく使用されているが，筆者らは食料についても，食品とほぼ同様に考えてきた。すなわち，食料とは食物の原材料，つまり食用にするものである。食品衛生法では，すべての飲食物を食品と定義しているが，これと同じように，食料についてもこの定義が当てはまるのではないか。

　最後に，食糧とは米，麦，大豆，とうもろこしなどの大型重要農産物であって，主食の原材料となるものであると定義したい。

　なお，食品学とは食品を科学的に研究する学問のことである。

1.2　食品の分類

　人類が日常食べている食品は約1,000種であるが，特別用途食品や健康食品などをも含めると，数千種あるいは数万種にもなる。このように，食品の種類はきわめて多いが，一般に食品の種類は，生産方式，栄養素，用途など各種の観点から，次のように分類できる。

1.2.1　生産方式による食品の分類

　食品は生産方式すなわち生産する産業の立場から，①農産食品（穀類，いも類，砂糖類，豆類，野菜類，果実類など），②畜産食品（獣鳥肉類，乳・乳製品類，卵類など），③水産食品（魚介類，海獣類，藻類など），④林産食品（きのこ類，堅果類，山菜類など），⑤加工食品（びん・缶詰類，レトルト食品類，調味料，即席食品，油脂類，し好飲料，醸造食品，菓子類，食品添加物など）に分けることができる。

1.2.2 起源による食品の分類

食品は原料の起源により，①動物性食品（畜産食品，藻類を除く水産食品，動物を原料とする各種加工食品），②植物性食品（農産食品，林産食品，藻類，植物を原料とする各種加工食品），③鉱物性食品（食塩，ミネラル・ウォーターなど）に分類できる。

1.2.3 食品成分表による食品の分類

2015年に文部科学省技術・学術審議会資源調査分科会より公表された日本食品標準成分表2015年版では，食品を次の18食品群，すなわち，①穀類，②いも及びでんぷん類，③砂糖及び甘味類，④豆類，⑤種実類，⑥野菜類，⑦果実類，⑧きのこ類，⑨藻類，⑩魚介類，⑪肉類，⑫卵類，⑬乳類，⑭油脂類，⑮菓子類，⑯し好飲料類，⑰調味料及び香辛料類，⑱調理加工食品類，に分けている。

1.2.4 栄養素による食品の分類

食品の栄養的役割を示すため，厚生労働省保健医療局では，食品に含まれる栄養素を基に，多種類の食品を六つの基礎食品（表1.1）に分けた。ここでいう栄養素とは，人類の生命を維持するのに必要な成分，すなわち，たんぱく質・糖質・脂質・ミネラル・ビタミンである。なお，毎日の食事には，六つの基礎食品を適切に組み合わせることが望ましい。

表1.1 六つの基礎食品

食品群	食品	主な成分	主な作用
1	魚・肉・卵・大豆	**たんぱく質** 脂肪 ビタミンB_2	筋肉や骨などをつくる エネルギー源となる
2	牛乳・乳製品 海藻・小魚類	**無機質（カルシウム）** たんぱく質 ビタミンB_2 ヨウ素	骨・歯をつくる 体の各機能を調節
3	緑黄色野菜	**カロテン** ビタミンC 無機質	皮膚や粘膜の保護 体の各機能を調節
4	その他の野菜* 果実	**ビタミンC** 無機質	体の各機能を調節
5	米・パン・めん・ いも類 砂糖	**炭水化物** ビタミンB_1	エネルギー源となる 体の各機能を調節
6	油脂類	**脂肪** ビタミンA ビタミンD	エネルギー源となる

*淡色野菜　　　　　　　　　　　　　（厚生労働省保健医療局作成）

そのほか，食品は含有栄養素の種類と量によって，エネルギー源食品，たんぱく質源食品，無機質源食品，ビタミンA源食品，ビタミンB群源食品，ビタミンC源食品などに分類できる。

1.2.5　主な作用による食品の分類

食品は主な作用により，次の三色食品群に分けることができる。
（1）　赤色群（筋肉や血液をつくるもの）：たんぱく質が多い。
　　魚介類，肉類，脱脂粉乳，豆・豆製品など。
（2）　黄色群（体温や力となるもの）：糖質と脂質が多い。
　　米，麦，いも，砂糖，油脂など。
（3）　緑色群（身体の調子を整えるもの）：無機質とビタミンが多い。
　　緑黄色野菜，その他の野菜（淡色野菜），果実，海藻など。
この三色食品群は初歩的な栄養指導によく使用される。

1.2.6　栄養成分の類似性による食品の分類

食品は栄養成分の類似したものを次の四つの食品群に分類している。
（1）　第1群（各種栄養素の供給源）
　　牛乳・乳製品，卵。
（2）　第2群（栄養価の高いたんぱく質，脂質，ビタミンA，B_1，B_2，カルシウムの供給源）
　　肉類，魚介類，豆・豆製品。
（3）　第3群（糖質，たんぱく質，脂質の供給源）
　　穀類，砂糖，油脂類。
（4）　第4群（ビタミンA，C，ミネラル，繊維の供給源）
　　緑黄色野菜，その他の野菜（淡色野菜），果実類，いも類。

1.2.7　主要成分による食品の分類

食品は主要成分の種類により，たんぱく質食品，脂肪食品，でんぷん食品，糖類食品などに分けることができる。

1.2.8　国民健康・栄養調査食品群別摂取量の表による食品の分類

国民健康・栄養調査食品群別摂取量の表では，国民の健康栄養状態を知る目的で，食品を次の19群に分けている。
（1）　穀類：米，小麦，大麦，雑穀類のほか，米加工品，小麦粉，パン，めん，めん加工品など
（2）　いも類：さつまいも，じゃがいも，さといも，やつがしら，やまいも，いも類加工品など

（3）砂糖・甘味料類：白砂糖，黒砂糖，ざらめ，水あめ，はちみつなど
（4）豆類：大豆，あずき，そら豆，えんどう，いんげん豆，らっかせい，大豆製品，みそなど
（5）種実類：くるみ，くり，ぎんなんなど
（6）野菜類：だいこん，はくさいなど
（7）うち緑黄色野菜：ほうれんそう，こまつな，かぼちゃ，にんじん，とうがらし，ピーマンなど
（8）果実類：温州みかん，夏みかん，ネーブル，トマト，りんご，もも，なしなど
（9）きのこ類：しいたけ，まつたけ，加工品
（10）藻類：昆布，わかめ，ひじき，加工品
（11）魚介類：魚類，いか，たこ，かに，えび，貝類などの生鮮品，冷凍品，半乾物，乾物，練り製品など
（12）肉類：牛肉，豚肉，羊肉，鶏肉，馬肉，それらの内臓類，加工品など
（13）卵類：鶏卵，あひる卵，うずら卵，各種加工品
（14）乳類：牛乳，加工乳，乳飲料，粉乳，練乳，乳酸飲料，ヨーグルト，チーズなど
（15）油脂類：植物油，サラダ油，マーガリンなど
（16）菓子類
（17）し好飲料類：アルコール飲料，茶，ココア，コーヒー，炭酸飲料
（18）調味料・香辛料類：食塩，食酢，ソース，マヨネーズなど
（19）補助栄養素・特定保健用食品

1.2.9 灰分の反応による食品の分類

食品の灰分の水溶液のpHによって，食品をアルカリ性食品（塩基性食品）と酸性食品に分類することがある。すべての食品は，アルカリ生成元素（ナトリウム，カリウムなどの陽イオン）と酸生成元素（塩素，硫黄などの陰イオン）を含む割合によって，アルカリ性食品と酸性食品に分けることができる。主な食品を両群に分類すると，次のようになる。

（1）アルカリ性食品

にんじん，だいこん，大豆，さつまいも，キャベツ，かぼちゃ，果実類，牛乳など。

（2）酸性食品

魚介類，肉類，鶏卵，かき（貝），バター，穀類，えんどう，ねぎなど。

1.2.10 用途による食品の分類

食品は用途により，主食，副食，間食，調味料，し好食品，乳児用食品，幼児用食品（離乳食），携行食品，救難食品（非常食品），軍用食品，航空食品，宇宙食品，海中食品，レジャー食品，登山食品，特別用途食品（病者用食品，妊産婦・授乳婦用粉乳，乳児用調整粉乳，高齢者用食品，特定保健用食品），健康食品（栄養補助食品）などに分類することができる。

これらのうち，し好飲料とは，神経機能を刺激して気分を爽快にしたり，興奮させたりする成分を含んだ食品であり，酒類，茶類，コーヒー，ココアなどが代表的なものである。し好食品の大部分は，し好飲料（飲料以外のし好食品には菓子類などがある）であり，このし好飲料はアルコール性飲料と非アルコール性飲料に大別し，さらに後者はアルカロイド飲料，炭酸飲料，果実飲料，乳酸飲料，発酵乳などに分けられる。

（1） 保健機能食品

健康志向食品のうち，法整備されているのが保健機能食品である。保健機能食品には栄養機能食品，特定保健用食品，機能性表示食品がある（**表 1.2**）。

栄養機能食品は，いわゆるサプリメントで栄養素が補給できる食品である。現在，ビタミン6種，ミネラル13種，脂肪酸1種が補給できる栄養素として認められている。食品に添加する上限量と下限量が決められている。栄養素の効能表示と，摂取上の注意喚起の表示が必要である。決められた基準を守れば自由に販売できる規格基準型の商品である。したがって許可マークはない。

特定保健用食品は，健康増進法第26条に基づき保健の効果が表示できる食品である。事業者の申請に基づき，内閣府の消費者委員会で保健の効果を，同じく食品安全委員会で安全性の評価を経て消費者庁長官が承認する。販売されている特定保健用食品の表示には，①コレステロールが高めの方へ，②血圧が高めの方へ，③血糖値が気になる方へ，④ミネラルの吸収をよくしたい方へ，⑤体脂肪をつきにくくしたい方へ，⑥虫歯になりにくくしたい方へ，といったものがある。

機能性表示食品は，2015年の食品表示法の施行に伴って制度化された食品で，事業者の自己認証によって機能性を評価し，消費者庁に届け出れば販売できる商品である。表示事項は，機能性とその関与成分，注意喚起表示，国によって審査されているものではない旨などである。機能性表示食品の特徴は，対象が健康人（妊産婦，子どもを除く）で，体の部位の健康効果も表示できることである。また，生鮮食品でも可能である。

表 1.2 保健機能食品の分類

	根拠法	対象	関与成分	制度	表示
栄養機能食品	食品表示法第4条	一般人	栄養素20種	規格基準型	栄養効果
特定保健用食品	健康増進法第26条	半健康人	保健の効果がある成分	個別審査	保健の効果
機能性表示食品	食品表示法第4条	健康人（妊婦・子どもを除く）	機能性成分	自己認証（届出制）	機能性

（2） 特別用途食品

特別用途食品は，健康増進法第26条に基づき，特別な栄養を必要とする者に利用される食品である。病者用食品，妊産婦・授乳婦用粉乳，乳児用調製粉乳，えん下困難者用食品の4分類がある。許可基準型，または個別評価型の制度である。

1.2.11 FAOによる食品の分類

国連のFAO（世界食糧農業機関）では，食品を，①穀類，②いも類およびでんぷん，③砂糖類，④豆類，⑤野菜類，⑥果実類，⑦肉類，⑧卵類，⑨魚介類，⑩牛乳および乳製品，⑪油脂類，に区分している。

1.3 食品の歴史的変遷

1.3.1 原始，縄文，弥生，古墳時代

原始時代は獣肉類や魚介類などを生食したが，火を使うようになってから直火焼きや蒸し焼きが行われ，食材の種類が増えていった。しかし詳細は十分にわかっていない。縄文時代となり縄文土器が作られると，煮るといった調理法がとられ，食材はさらに増加した。木の実を粉にしたり，獣肉や魚介肉を天日乾燥して保蔵するようになった。縄文から弥生時代になると，稲作が全国的に広まり，人々は米，ひえ，あわなど穀類主体の食生活を送るようになった。古墳時代には，米などの穀類を主食，その他の食品を副食とするようになり，さらに海水から食塩をとり，塩蔵品や塩乾品，醬（ひしお）が作られるようになった。

1.3.2 奈良，平安時代

奈良時代になると，米の納税制度ができ，江戸末期まで続いた。米や雑穀類の飯が主体となり，米の炊き方としては，炊き干し法などが用いられ，焼米，もち，糒（ほしいい）などが生まれた。調味料としては塩，酢，酒，醬の4種が用いられた。魚介類，野菜，果物，木の実などは，塩漬けや干し物としても食用に供した。仏教が6世紀に伝来したが，7世紀には牛，馬，猿，犬，鶏の肉食を禁止する詔勅（675年）が出され，その結果，食卓から獣肉が消え，きじなどの鳥肉を食べるようになった。はちみつや干柿などのほか，水あめのような甘味料も生まれた。なれずしのように，米と塩を使った魚の保存発酵食品が出現し，中国からは唐果物（からくだもの）が伝来し，だんご，うどん，そうめん，もち菓子などを生むきっかけとなった。

平安時代になると，遣唐使の制度が廃止され，独特の貴族文化が生まれた。「和名類聚抄」には当時の食品200種が記載されているが，穀類としてもち米，うるち米，大麦，小麦，そば，あわ，ひえ，大豆など24種，野菜としてうり，なす，にんじんなど68種が紹介されている。果実では，なし，もも，みかん，りんごなど35種，海藻ではわかめ，昆布，のりなど21種，魚介類としてはたい，かつお，たこ，あわびなど56種が記されている。肉食禁断が厳しくなるにつれ，牛，馬などの獣肉は消え失せ，きじ，うずらなどの鳥肉を食べるようになった。主食は米を蒸した強飯（こわいい）だったが，そのほか粥（かゆ），姫飯（ひめいい），もち，油飯，混ぜ飯なども食した。副食はなま物，煮物，焼物，蒸物，汁物，干物，嘗物，漬物

などいろいろな調理法でつくられ，調味料としては酢，塩，醤，未醤（みびしお），煎汁（いろり）などが用いられた。醤は穀醤（こくびしお）であった。甘味料としてははちみつ，水あめなどが用いられた。酒や菓子の製法が進展し，特に唐菓子がもちとともに盛んに作られた。蒲鉾（かまぼこ）は平安末期に今日の竹輪状のものとして生まれた。

1.3.3　鎌倉，室町時代

　鎌倉時代に権力を握った武士階級の食事は質素であり，米を主食，獣肉や魚介肉を副食とする実質的なものであった。武士や庶民たちは玄米を蒸した強飯，貴族たちは精白米を常食とした。貧しい農民たちは雑穀の飯が常食であった。寺院では主に粥に当たる姫飯を食した。禅宗が普及するにつれて肉食を避けた精進料理が発達し，さらに点心（茶の子）や茶（抹茶）の飲用が広まった。精進料理には，大豆から作った豆腐や納豆，小麦粉から作った麩（ふ），揚げ物をはじめ，ごまやくずなどが用いられた。せんべいや焼きいもなどの加工菓子も普及した。調味料としては穀醤からみそが作られ，みそ汁を常用するきっかけとなった。戦場におもむく武士の携行食として，もち，糒，みそ，塩，梅干し，干物などが発達した。

　足利幕府が成立し，室町時代に入ると，形式的な貴族食と実質的な武士たちの食事が調和，融合し，和風の食事が生まれる基礎が作られた。禅寺の精進料理から懐石料理が生まれ，後年の日本料理の主流になっていった。農業技術の進歩により米が豊富に収穫されるようになると，庶民階級にも米常食が普及し，米食の習慣が確立されるきっかけとなった。貴族たちのほか，武士階級も食事の礼儀作法を重んずるようになり，四条流，大草流，進士流などの料理流派が成立した。

　食品の種類は急増し，獣鳥類，魚介類，野菜，果実，海藻などが多量に出回るようになった。しかし，獣肉タブーの風潮がしだいに庶民階級にも広まるなかで，うなぎの蒲焼，刺身，豆腐の油揚げ，和え物などが出現した。室町末期になると，穀醤のたれやたまりからしょうゆが生まれ，後に調味料の主流になっていった。奈良時代に薬用として知られていた砂糖は，室町時代になると調味料として琉球や中国から多量に輸入されるようになった。そのほか，鰹節が調味料の仲間入りをした。ようかん，饅頭（まんとう），めん類，豆腐などの加工食品が普及した。

1.3.4　安土桃山時代

　商工業が発達し始めて町民の食生活が向上し，食事を享楽と考えるようになった。農民の食生活は相変わらず貧しいものであったが，この時代に米常食の三度食が確立したといえる。南蛮船や中国船によって多くの新しい食品が日本に移入された。特に南蛮食品としてもたらされたものは，野菜・果実類として，じゃがいも，さつまいも，かぼちゃ，すいか，いちじく，トマト，とうもろこし，とうがらしなど，加工食品として，カステラ，パン，ビスケット，コンペイ糖，アルヘイ糖，カルメラ，南蛮酒などであった。南蛮菓子の影響を受け，日本でも砂糖菓子が作られるようになった。

鳥獣魚肉と野菜を油と香辛料で調理した、いわゆる和風中国料理が原点となって卓袱（しっぽく）料理が生まれ、普及した。禅寺に伝えられた中国風精進料理は普茶（ふっちゃ）料理として流行し、さらに茶を飲むための前料理として、懐石料理が生まれた。

1.3.5　江戸時代

鎖国政策の徳川幕府になると、日本独自の料理が作られ、伝承されていった。主食は精白米となり、副食として各種生鮮野菜や生鮮魚介類のほか、塩蔵品（いわし、さば、ぶりなど）や日乾品（あじ、かます、とびうお、するめ、ぼうだら、かずのこなど）が食用に供された。また江戸前の鮨（すし）、蒲焼、天ぷらなどが普及した。従来の懐石料理から会席料理が創製され、地方の名物料理も生まれた。調味料としては、塩、砂糖、酢、みそ、しょうゆ、昆布、みりん、鰹節などが用いられ、数多くの漬物が作られた。和菓子は砂糖や鶏卵を用いる南蛮菓子の影響を受け、寒天を使用した練りようかん、練り切り、らくがんなど、多くの名品が生まれた。そのほか、大福もち、あわもち、桜もちなどのもち菓子、黒砂糖やあめを用いた駄菓子が創製された。江戸時代は天災や人災が多く、いざという場合に備えて、そば、ひえ、あわ、くずなどの救荒作物が作られた。

1.3.6　明治時代以降

明治維新によって、欧米の新しい文化がどっと入り込み、食生活も大きな影響を受けた。肉食タブーは消え失せ、新しい食品が多数輸入され、従来の食品と調和しながら広まっていった。牛肉のほかに豚肉や鶏肉なども食用に供され、パンや牛乳も普及した。カリフラワー、アスパラガス、セロリ、キャベツなどの西洋野菜、パイナップル、メロン、バナナ、ネーブル、さくらんぼなどの果物、ジャム、マーマレード、バター、チーズ、ハム、ソーセージなどの加工食品、コーヒー、紅茶、ココア、ウイスキー、ブランデー、ワイン、ビールなどのし好飲料、チョコレート、キャラメル、ケーキなどの洋菓子が急速に広まっていった。

第2次大戦後は極端な食料難となり、主食の米麦が不足し、庶民はたいへん苦労した。1952年には魚肉ソーセージが発明され、1960年頃には即席ラーメン、即席コーヒー、粉末ジュースなどの即席食品ブームを迎えた。特に故 安藤百福氏が開発した即席ラーメン、すなわちインスタントラーメンは20世紀における最高の発明品とされた。

最近の日本はドルの蓄積が多いため、世界中のおいしい食材をふんだんに輸入し、ぜいたくな食生活を送っている。一方、特定保健用食品や健康食品など、長寿指向、健康指向の食品が流行し、遺伝子組換え食品、有機食品、無農薬食品など、食品の安全性が重視されている。

1.4　食物の連鎖

食物連鎖というと、例えば植物プランクトンを動物プランクトンが食べ、これらの動植物プランクトンを小型魚が食し、さらにこれら小型魚を中型の魚類、さらにマグロなどの大型魚が

食べ，最終的に人間がすべての魚類を食べてしまう。このような摂食のつながりを食物の連鎖と呼んでいた（図1.1）。

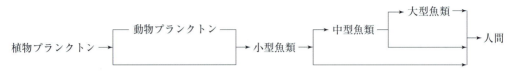

図1.1　食物の連鎖

次に人間と食物のつながりについて，もう少し広い意味で考えてみよう。農業をバックに生産される農産物，畜産業をバックに生産される畜産物，水産業をバックに生産される水産物は食料あるいは食品と呼ばれているが，これら農畜水産物は調理または加工されて食物（調理食品および加工食品）となる。人間が食物を摂取すると，消化吸収され，大半は体構成成分あるいはエネルギー源となるが，一部は排泄される。窒素化合物などを含む排泄物は大地や海洋などに還元され，主として植物などに吸収される。二酸化炭素と水分は生物の呼吸作用によってつくられるが，そのほか排泄物の分解などによっても生成され，光合成に利用される。緑色植物はこの光合成によって，でんぷんなどの炭水化物をつくり，この炭水化物関連物質は，人間をはじめとする動物や寄生植物などに摂取，吸収され，これらの動植物は最終的にすべて農産物，畜産物，水産物などの食料として人間に利用される。これを人間と食物の連鎖，すなわちつながりと呼んでいる（図1.2）。

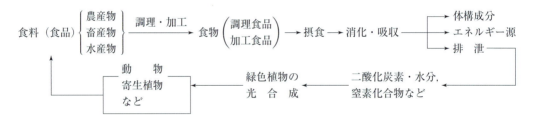

図1.2　人間と食物の連鎖

1.5　重要農作物の大移動

　世界各地の農耕文化の根源となった重要農作物は，15世紀以降，船の発達に伴って盛んに他地域に伝わった。中尾佐助氏は，数千年ないし1万年も前に生まれた農耕文化の名称と発祥地を，①根菜農耕文化（東南アジア），②新大陸農耕文化（南米大陸北部），③地中海農耕文化（中東地域），④サバンナ農耕文化（アフリカ大陸北西部）に分け，これら4地域で生まれた農作物の移動状況を考察している。

　これによると，東南アジアのマレー半島周辺に生まれた根栽農耕文化と関連のあった，たろいも，やむいも，バナナ，さとうきびなどの農作物は1万年近くも前に東南アジアから，①西

進してインド南部→マダガスカル島→アフリカ大陸東海岸→アフリカ大陸西海岸へ，②北西進してインド北部へ，③東進してフィリピンへ，④南東進してインドネシア→ポリネシアへ，⑤北東進して中国→日本へ伝わった。日本へ到達したたろいもはさといもに，やむいもはやまのいもに変わった。

　南米大陸北部に発生した新大陸農耕文化の基礎となっているじゃがいも，かぼちゃ，とうもろこしなどは，発祥地から，①北進して中米地域→北米のメキシコ湾岸へ，②南進して南米大陸中央部へ伝播した。

　中東のイラク，シリア地域で生まれた地中海農耕文化を形成した小麦，大麦，ビートなどは発生地から，①西進して地中海沿岸とアフリカ大陸北岸へ，②北進してトルコ→東欧地域→英国へ，③東進してアフガニスタン，パキスタン，インド北部→中国→日本へと伝わった。

　アフリカ大陸西岸に発生したサバンナ農耕文化の基礎となったひえ，ごま，ささげなどの農作物は発祥地から，①東進してアフリカ大陸東岸→インド北部→北東進して中国→日本へ，②東進してアフリカ大陸東岸→インド北部→南東進してタイ，ベトナムへと伝わった。

第2章 食品の栄養と機能

キーワード 水分活性，糖類，アミノ酸，たんぱく質，脂質，脂肪酸
ビタミン，食物繊維

課　題 ①ビタミンを食物から摂取するのと薬剤から摂取することの相違は何か。
②糖類と食物繊維の相違は何か。

2.1　水

2.1.1　食品中の水分量

　食品中の水分は量的に最も多い成分であるが，純粋の水ではなく，可溶性の糖類やミネラルなどを溶かして溶液の形を取り，さらに高分子のたんぱく質，脂質，でんぷんなどを水中に分散させ，コロイドの形をつくっている。

　食品中の水分量は，全重量に対する水分の割合で示した湿量基準と，完全乾燥物の重量に対する水分の割合で表した乾量基準の二つがあり，前者を水分，後者を含水率と呼んでいる。

　なお，食品を一定の温度，湿度の空気中に長く静置すると，水分含有量がある平衡値に達する。このような状態になった場合，食品に残存している水分をこの食品の平衡水分，このときの含水率を平衡含水率という。

2.1.2　自由水と結合水

　食品中に含まれる水は，熱力学的な見地から，次の2種に分けられる。一つは熱力学的運動が自由な水で，自由水（遊離水）と呼ばれ，他の一つは食品成分のたんぱく質，脂質，炭水化物などと結合しているので，結合水と呼ばれている。すなわち，食品を乾燥あるいは凍結した場合，たやすく蒸発または凍結される水分が自由水であり，食品中で可溶性成分を溶かしている。一方，結合水はたんぱく質や脂質などと固く結合しているので，熱力学的な運動が制限されている。結合水は自由水に比べると，①蒸発しにくい，②凍結しにくい，③溶媒としての作用がない，……などの特性を有する。

　なお，結合水は食品に付着した微生物の胞子の発芽や増殖に利用されないので，食品を乾燥して自由水を取り除いてしまえば，微生物は増殖できず，食品を長く保蔵できる。

2.1.3 水分活性

　食品を一定の温度，湿度の空気中に長く静置すれば，常に一定の水分を含んで平衡状態に達する。このときの含有水分を平衡水分と呼ぶが，食品の総水分量から平衡水分を除いたものが自由水分である。例えば，食品を低湿度の大気中に静置すれば，食品から水分が蒸発し，しだいに乾燥してくる。一方，高湿度の大気中に置けば，食品は吸湿して水分がしだいに多くなる。いずれにしても，食品は平衡に達するまで乾燥するか，あるいは吸湿する。このような見地で食品中の水分を考えると，食品中の含水率を％で表すよりも，活性度で示すほうが便利である。そこで食品中の水のうち，微生物の生育や食品の酸化，褐変などに直接関与する水分の指標として，水分活性が重視される。すなわち，水分活性とは，ある温度において食品の示す水蒸気圧 p とその温度における純水の最大水蒸気圧 p_0 との比で示される。いま，水分活性を A_w で表せば，

$$A_w = \frac{p}{p_0} \quad \text{または} \quad A_w = \frac{\text{関係湿度(RH)}}{100}$$

となる。

　通常の食品では，p は p_0 より低く，A_w は1より低い数値になる。低水分量の食品の A_w は低い値となるが，高水分量試料では高い数値となる。微生物の増殖できる A_w を調べてみると，通常の細菌では 0.90〜0.99，酵母では 0.88 前後，かびでは 0.80 前後というように，細菌は水分の多い食品に増殖することがわかる。

2.2　炭水化物

　主に炭素，水素，酸素の3元素から成り，一般式 $C_m(H_2O)_n$ で表されることから炭水化物と呼ばれる（広義で糖質ともいう）。炭水化物は，分子中に1個以上のアルデヒド基（-CHO）あるいはケトン基（>CO）と2個以上の水酸基（-OH）をもつ化合物およびその誘導体や縮合体を総称したものである。

2.2.1　還元糖と非還元糖

　アルデヒド基やケトン基はアルカリ性で還元性を示すので，これらの遊離（結合に使われていない状態）の還元基を有する単糖類，二糖類を還元糖という。還元基同士が結合した二糖類，およびその他の少糖類，多糖類を非還元糖という。

2.2.2　単糖類

　単糖類は加水分解してもそれ以上簡単にならない最小単位の炭水化物である。単糖類は，アルデヒド基を有するアルドース（アルド糖）と，ケトン基を有するケトース（ケト糖）に大別される。また，構成炭素数によって三炭糖（トリオース），四炭糖（テトロース），五炭糖（ペ

ントース），六炭糖（ヘキソース）などに分類される（**表2.1**）。

（1） 単糖の異性体

単糖を構成する炭素において，それに結合している4つの基がすべて異なっているとき，この炭素を不斉炭素（またはキラル中心）といい，2つの光学異性体が存在する。不斉炭素をn個もつ単糖は2^n個の異性体を有する。これら異性体のうち，カルボニル基と最も遠い不斉炭素の右側に水酸基がついたものをD型，左側をL型と呼び，このような異性体をちょうど鏡に映した形なので鏡像体（または対掌体）という。これを基準として，単糖類はD系列とL系列とに二分され，天然に存在するのは，ほとんどD系列でL型はきわめて少ない。

（2） 単糖の環状構造

四炭糖以上の単糖の場合，アルデヒド基やケトン基は分子内の水酸基と（ヘミアセタール）結合して，炭素と酸素で形成された環状構造を取ることができる。この環状構造が五員環

表2.1 主な単糖類とその所在および性質

種　類	名　称	構　造　式	所　在　お　よ　び　性　質
三炭糖 （トリオース） $C_3H_6O_3$	D-グリセルアルデヒド ジヒドロキシアセトン		糖代謝の中間体としてリン酸と結合した形で存在
四炭糖 （テトロース） $C_4H_8O_4$	D-エリスロース		ペントースリン酸サイクルの中間代謝物
五炭糖 （ペントース） $C_5H_{10}O_5$	D-リボース		リボ核酸（RNA），ATP，ADP，補酵素（NAD，NADP，FAD），核酸系うま味成分（グアニル酸，イノシン酸）などの構成糖
	D-キシロース （木　糖）		植物の茎葉の細胞壁，大豆の種皮を構成する多糖の構成成分，たけのこに遊離の状態で存在
六炭糖 （ヘキソース） $C_6H_{12}O_6$	D-グルコース （ぶどう糖）		果実，野菜および血液中に遊離型で存在，少糖類，多くの多糖類および配糖体の構成成分として広く存在。炭水化物中最も多く存在し，生体のエネルギー源となる
	D-ガラクトース		遊離の状態ではほとんど存在しない。乳糖，豆類の少糖類，植物ガムの構成成分
	D-フルクトース （果　糖）		果実，はちみつには遊離の状態で存在し，少糖類や多糖類（イヌリン）の構成成分
	D-マンノース		遊離では存在することはほとんどなく，こんにゃくの多糖の構成糖

（◯）の場合を**フラノース**，六員環（◯）を**ピラノース**という。また，環状構造を取ることにより，新しく生成された不斉炭素の**異性体（アノマー）**を*α*型と*β*型という。

（3）グリコシド結合

環状形成の際に生じた1位の水酸基は**グリコシド性（アノマー性）水酸基**と呼ばれ，反応性に富んでいるので他の化合物の水酸基と脱水縮合してグリコシドを生成する。このような結合をグリコシド結合という（図2.1）。また，糖以外のもの（アルコール，フェノールなど）と結合したものを**配糖体**といい，この**非糖質成分をアグリコン**という。

（4）誘導糖

五炭糖，六炭糖などの一部が酸化，還元あるいはアミノ化されて変化したものを**誘導糖**という（図2.2，表2.2）。

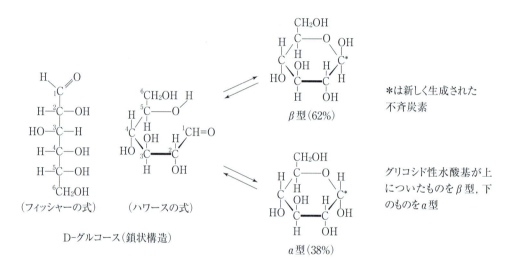

図2.1 D-グルコースの環状構造（（ ）内の数字は溶液中の存在割合）

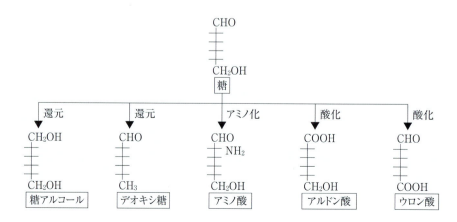

図2.2 誘導糖の生成

表 2.2 食品中の主な誘導糖とその所在と利用

種類	名称	生成	所在と性質
糖アルコール	エリスリトール	エリトロースを還元	低カロリー甘味料として使用
	D-キシリトール	キシロース 〃	シュガーレスガムなどの低カロリー，低う蝕性甘味料
	D-ソルビトール	グルコース 〃	干し柿などに存在，キャンディーなどの低う蝕性甘味料
	D-マンニトール	マンノース 〃	乾燥こんぶの表面，チューインガムの粘着防止
	マルチトール	マルトース 〃	低カロリー，低う蝕性甘味料
デオキシ糖	D-デオキシリボース	リボースを脱酸化	DNA の構成糖
	L-ラムノース	マンノース 〃	ルチン（そば）やナリンギン（柑橘類）の構成糖
アミノ糖	D-グルコサミン	グルコースをアミノ化	甲殻類の殻，キチンの構成成分
	D-ガラクトサミン	ガラクトース 〃	コンドロイチン硫酸（軟骨など）の構成成分
アルドン酸	D-グルコン酸	グルコースの酸化	豆腐の凝固剤（グルコノデルタラクトン）
ウロン酸	D-グルクロン酸	グルコースを酸化	動植物の複合多糖の構成糖
	D-マンヌロン酸	マンノース 〃	褐藻類の多糖（アルギン酸）の構成成分
	D-ガラクツロン酸	ガラクトース 〃	ペクチンの構成成分

2.2.3 少糖類

少糖類（オリゴ糖）とは，単糖が2～10縮合（グリコシド結合）したもので，構成糖の数によって二糖類，三糖類，四糖類に分類される（表 2.3）。

2.2.4 多糖類

多糖類とは，単糖が少糖類よりさらに多数重合（一般に数千から数百万分子）したもので，1種類の単糖から構成されているものを単純多糖類（ホモグリカン），2種類以上のものを複合多糖類（ヘテログリカン）という。また，ヒトが消化できるものを消化性多糖類と消化できないものを難消化性多糖類（食物繊維）とに分類することができる（表 2.4）。

（1）でんぷん（図 2.3）

グルコースのみから成り，アミロースとアミロペクチンに大別される。アミロースはグルコースが α-1,4 結合により直鎖状に多数結合（500～4,000個）したものでグルコース6分子で1回転のらせん構造をしている。アミロペクチンはアミロースより大きく，アミロース鎖のところどころに α-1,6 結合により枝分かれ（20～25個）したものである。

（2）グリコーゲン（図 2.3）

動物の貯蔵性多糖であり，肝臓や筋肉，貝のかきなどに多く含まれている。アミロペクチンと似た構造で，さらに多くの枝分かれをもっている。

表2.3 主な少糖類とその所在および性質

種類	名称	構成糖（結合様式）	所在および性質
二糖類	スクロース（ショ糖）	グルコース＋フルクトース（α-1,β-2）	植物界に広く分布。さとうきび，てんさい中に多く砂糖の主成分で水溶液中の甘味不変
	マルトース（麦芽糖）	グルコース2分子（α-1,4）	自然界に広く分布。水あめ，麦芽，じゃがいも中に含まれる
	イソマルトース	グルコース2分子（α-1,6）	アミロペクチンの分枝部。はちみつ，水あめ，清酒
	ラクトース（乳糖）	ガラクトース＋グルコース（β-1,4）	甘味は少なく，哺乳動物の乳汁中に存在。人乳6.7%，牛乳4.5%
	パラチノース	グルコース＋フルクトース（α-1,6）	スクロースに酵素を作用させて製造，低う蝕性の甘味料として使用
三糖類	ラフィノース	ガラクトース＋グルコース＋フルクトース（α-1,6：α-1,β-2）	てんさい，大豆などに少量存在
四糖類	スタキオース	ガラクトース＋ガラクトース＋グルコース＋フルクトース（α-1,6：β-1,4：α-1,β-2）	大豆，チョロギの根に存在，難消化性でビフィズス菌を増殖させる
	スコロドース	フルクトース4分子	にんにく，長ねぎ，ゆりねなどに存在
その他	シクロデキストリン	グルコース6〜12分子が環状に結合（α-1,4）	でんぷんにより合成される。食品の保香，異臭のマスキング，酸化防止などに利用

（3）セルロース（繊維素）

高等植物の細胞壁の構成成分であり，グルコースが直鎖状に β-1,4 結合して糸状構造をしている。この糸が何本も集まって束となり繊維を形成している。

2.2.5 炭水化物の栄養と機能

（1）エネルギー源

日本人の総摂取エネルギー量のおよそ6割を占め，エネルギー源として最も多く摂取している栄養素である。消化性炭水化物は 4 kcal/g のエネルギーを有し，脳や神経のエネルギーはほとんどグルコースによってまかなわれている。

（2）他の栄養素の合成材料

グルコースはグリコーゲンとして貯蔵されるが，ある限度以上の量を貯蔵できないので脂肪酸となり脂肪組織に貯蔵される。また，糖質の分解物よりアミノ基を受け取って非必須アミノ酸が合成される。

（3）核酸，糖たんぱく質などの構成成分

リボース（五炭糖）はDNA，RNA，ATP，補酵素の構成成分として，たんぱく質と結合した糖たんぱく質は生体膜の成分として利用される。組織細胞間，軟骨，腱などを滑らかにする粘膜や粘液の分泌液成分に 酸性ムコ多糖 がある。

表2.4 主な多糖類とその性質

種類		名称	構成糖	性質
消化性多糖類	単純多糖類	アミロース アミロペクチン	グルコースがα-1,4結合で多数結合 グルコースがα-1,4結合およびα-1,6結合で多数結合	水に不溶,無味・無臭の白色の粉末で比重は1.6。ヨウ素・でんぷん反応はアミロースが濃い青色,アミロペクチンが赤紫色を呈する
		グリコーゲン	グルコースがα-1,4結合およびα-1,6結合(アミロペクチンより多い)で多数結合	水に分散してコロイド溶液になる ヨウ素-でんぷん反応は赤褐色
難消化性多糖類	単純多糖類	セルロース イヌリン キチン	グルコースがβ-1,4結合で多数結合 フルクトース20~40個がβ-2,1結合 N-アセチル-D-グルコサミンがβ-1,4結合で多数結合	水,酸,アルカリに不溶 熱水に溶ける 血中コレステロール低下作用
		プルラン	グルコースがα-1,4結合2個とα-1,6結合1個の繰り返しで直鎖状に結合	黒色酵母より生成。食品用接着剤として使用。味付けのりなどのつや出し
	複合多糖類	アルギン酸	マンヌロン酸+グルクロン酸が多数結合	水に難溶で,海藻の粘質物の主成分
		カンテン	アガロース+アガロペクチンが約7:3の割合で結合	熱水に溶け,冷却すると分子鎖が会合し,ゼリー状に凝固
		カラギーナン	D-ガラクトース硫酸塩+3,6-アンヒドロ-D-ガラクトース硫酸塩が多数結合	カンテンより低温で溶解し,冷却するとゲルを形成。安定剤として使用
		グルコマンナン	グルコース+マンノースが約1:2の割合で多数結合	消石灰などのアルカリを加えて加熱すると,ゲル化してこんにゃくとなる
		ペクチン	ガラクツロン酸とメトキシルガラクツロン酸が多数結合	糖,酸とともにゼリー化。高メトキシルペクチン(メトキシル基7%以上)と低メトキシルペクチン(7%未満)に大別

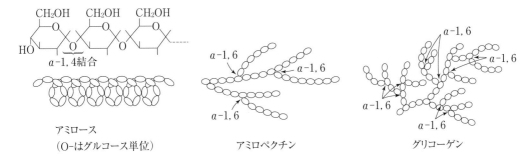

図2.3 でんぷん(アミロースとアミロペクチン)およびグリコーゲンの模式図

（4）甘味料

主に単糖類，二糖類が甘味を呈し，多糖類には甘味がない。近年，低エネルギーや抗う蝕性甘味料などとして三糖以上のオリゴ糖の利用もある。

難消化性多糖類には血糖値の調整，血中コレステロール低下，腸内におけるビタミン合成などの作用があるが詳しくは食物繊維の項で述べる。

2.3 たんぱく質

たんぱく質は，生体構成成分の一つとして重要である。また，酵素や免疫抗体などとして生体機能を担う物質の根幹でもある（表 2.5）。

たんぱく質は多数のアミノ酸が結合しその骨格（主鎖）が形成されており，その結合様式がペプチド結合と呼ばれることより，長鎖のペプチドという意味でたんぱく質のことをポリペプチドともいう（図 2.4）。

表 2.5　たんぱく質の主な働き

たんぱく質の働き	例
体構成成分（動物の体をつくる）	毛（ケラチン），筋肉（アクチン，ミオシン），結合組織（コラーゲンなど）
貯蔵たんぱく質（子の栄養）	大豆（グリシニン，コングリシニン），牛乳（カゼイン，乳清たんぱく質），卵（卵白アルブミンなど）
酵素（円滑な生体反応を担う）	消化酵素，酸化還元酵素など
ホルモン（代謝調節）	膵臓（インスリン，グルカゴン）など

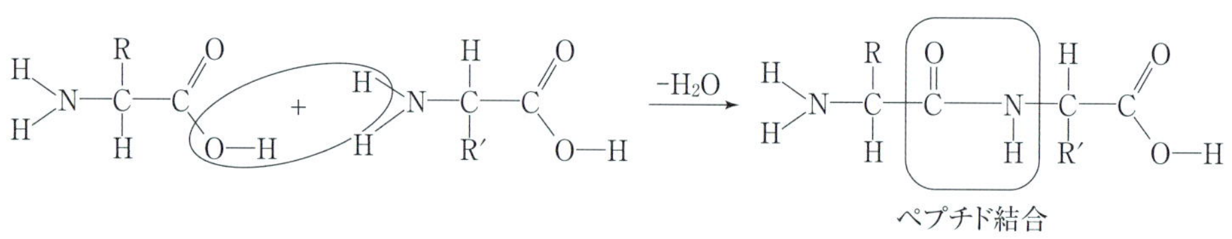

図 2.4　ジペプチドの生成

（ペプチド結合は 2 分子のアミノ酸が脱水縮合することにより生成される。たんぱく質はこのペプチド結合を繰り返すことにより高分子量をもつようになる。図中の R，R′はアミノ酸の側鎖を表す。）

2.3.1 アミノ酸

図 2.5 にたんぱく質を構成する 20 種類のアミノ酸の構造を示す。アミノ酸は一つの分子内に塩基性のアミノ基（$-NH_2$）と酸性のカルボキシル基（$-COOH$）の両方をもつ化合物である。そのため，水溶液中ではその pH により両性イオン，正イオン，あるいは負イオンとして存在する（図 2.6）。また，アミノ酸は側鎖（アミノ酸の構造中，主鎖以外の部分をさす）の

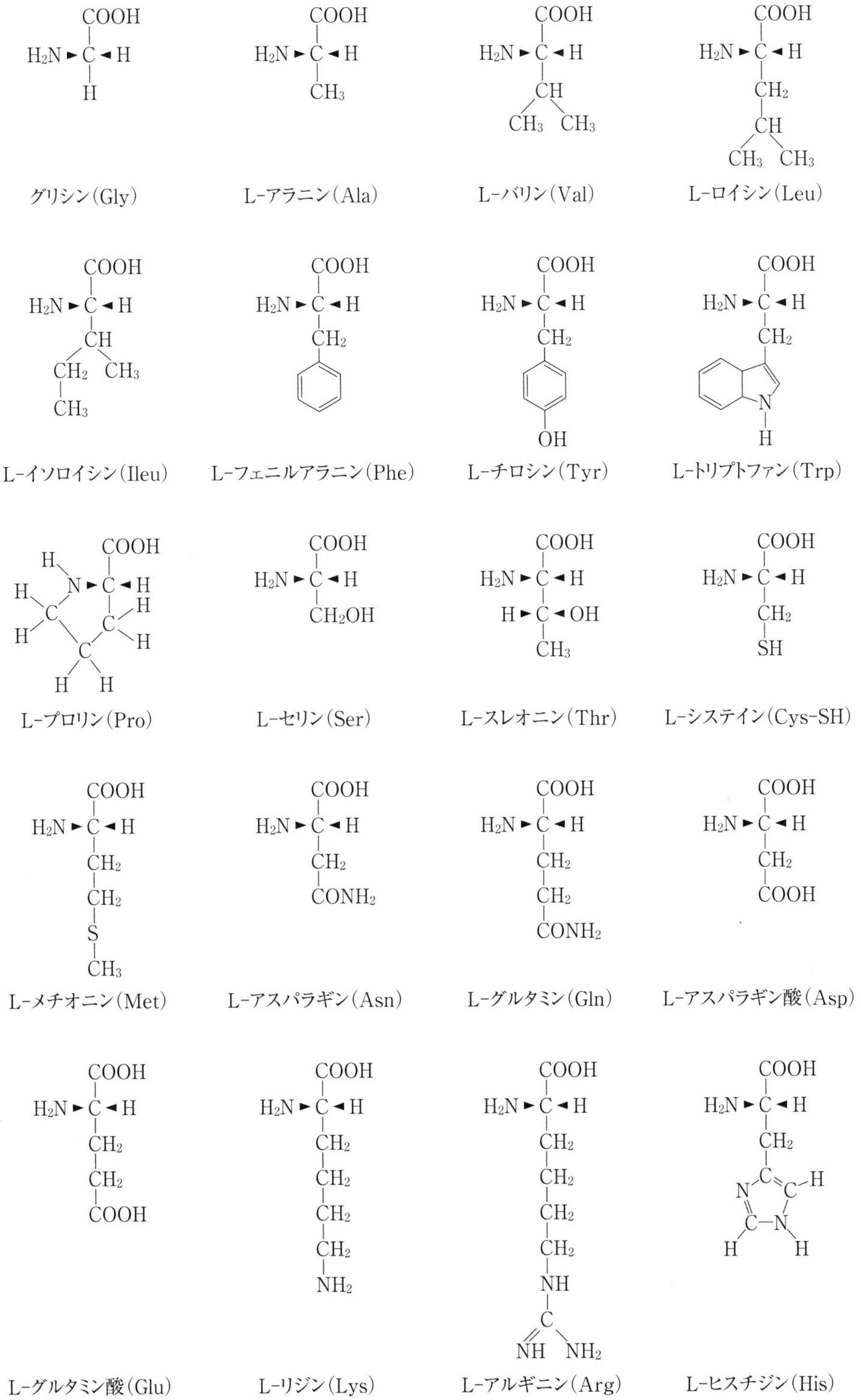

図 2.5 たんぱく質に含まれるアミノ酸

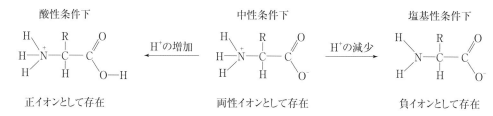

図 2.6 異なる pH 環境によるアミノ酸の解離状態

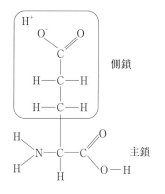

図 2.7 電荷をもつアミノ酸の例（グルタミン酸）

グルタミン酸は側鎖にカルボキシル基をもっており，それが中性水溶液中で図のように解離するためマイナス電荷をもつアミノ酸に分類される。
同様にアスパラギン酸もマイナス電荷を有する。一方，リジンやアルギニン，ヒスチジンは側鎖にアミノ基をもつため，プラス電荷を有するアミノ酸である。

表 2.6 側鎖の性質によるアミノ酸の分類とアミノ酸の等電点
（国立天文台編：理科年表，第 78 冊，p.526（2005）丸善）

アミノ酸	等電点（pI）
疎水性アミノ酸	
グリシン	5.97
アラニン	6.00
バリン	5.96
ロイシン	5.98
イソロイシン	6.02
メチオニン	5.74
プロリン	6.30
フェニルアラニン	5.48
トリプトファン	5.89
中性アミノ酸	
セリン	5.68
スレオニン	6.16
システイン	5.07
チロシン	5.66
アスパラギン	5.41
グルタミン	5.65
酸性アミノ酸	
アスパラギン酸	2.77
グルタミン酸	3.22
塩基性アミノ酸	
リジン	9.74
アルギニン	10.76
ヒスチジン	7.59

種類により，中性，酸性および塩基性アミノ酸と分類され，さらに中性アミノ酸のうちの9種のアミノ酸は水となじみにくい，いわゆる疎水性アミノ酸とも呼ばれる（図2.7，表2.6）。

先に述べたように，アミノ酸の集合体であるたんぱく質は，たんぱく質を取り囲む環境により，それに含まれるアミノ基やカルボキシル基の状態が変化する。解離したアミノ基（$-NH_3^+$）とカルボキシル基（$-COO^-$）の数が等しくなるpH（等電点）ではたんぱく質は見かけ上電荷がゼロとなる。そのため，溶解度が下がり沈澱しやすくなる。これを等電点沈澱という。例えば，牛乳に酸を加えていくとpH4.6付近で沈澱が生じる。これはカゼインたんぱく質が等電点沈澱を起こしたためである。

2.3.2 たんぱく質の分類

たんぱく質はその形や溶解性によって分類される。形により二大別すると球状たんぱく質と繊維状たんぱく質に分けられ，さらに前者はその溶解性により，水に可溶なアルブミン，塩類溶液に可溶なグロブリン，希酸や希アルカリに可溶なグルテリン，エタノールに可溶なプロラミンの4種に分けることが可能である。後者の繊維状たんぱく質には主として動物の骨や爪等に存在する硬たんぱく質などが含まれる。

このようなたんぱく質の他にアミノ酸以外のものも構成成分として含むたんぱく質がある。これを複合たんぱく質といい，ヘムを含むヘムたんぱく質などをはじめとし，その他にも糖たんぱく質やリポたんぱく質などがある（表2.7，図2.8）。

2.3.3 たんぱく質の構造

たんぱく質の構造は四つに分けられる。

一次構造はアミノ酸の配列順序をさす。ペプチド結合は酸や酵素などを用いて加水分解する

表2.7 たんぱく質の分解

		属	例
単純たんぱく質	球状たんぱく質	アルブミン	卵白アルブミン，ラクトアルブミン，血清アルブミン
		グロブリン	グリシニン，コングリシニン
		グルテリン	グルテニン，オリゼニン
		プロラミン	グリアジン，ツェイン
	繊維状たんぱく質	硬たんぱく質*	コラーゲン，ケラチン
複合たんぱく質	糖たんぱく質		オボムコイド，オボムチン
	リポたんぱく質		血清リポたんぱく質，リポビテリン
	リンたんぱく質		カゼイン，ホスビチン
	ヘムたんぱく質		ミオグロビン，ヘモグロビン
	金属たんぱく質		フェリチン，アルコールデヒドロゲナーゼ

＊硬たんぱく質は，水，塩類溶液，希酸，希アルカリのいずれにも溶解しない。

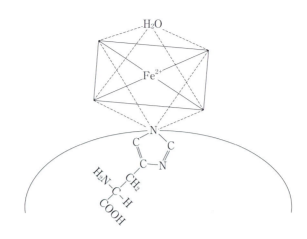

図 2.8　複合たんぱく質（ヘムたんぱく質）の例
（ミオグロビンのグロビンたんぱく質はヒスチジン残基のイミダゾール環を介して鉄と結合している。図中のアミの部分はグロビンたんぱく質部を簡略化したもの。）

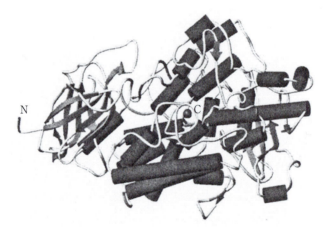

図 2.9　たんぱく質の立体構造の例
（　脂質を酸化する酵素の一種リポキシゲナーゼの三次構造。
　三次構造はその中に，■ α-ヘリックス，■ β-シート，～ ターンまたはランダム構造などの二次構造を基本構造として含んでいる。
　このたんぱく質の立体構造は全体として丸く，球状たんぱく質の一種と考えられる。
　図中の N はポリペプチド鎖のアミノ末端，C はポリペプチド鎖のカルボキシル末端を示す。
　　　　　　　　　　（Minor, W. *et al.*, *Biochemistry*, **32**, pp.6320-6323, 1993））

ことによりはじめて分解できる．たんぱく質のアミノ酸組成を調べたいときには，アミノ酸分析に供する前にあらかじめ加水分解処理を行う．

　たんぱく質の構造はさらに，二次構造から四次構造までの高次構造を形成することにより安定化している．一次構造を形成しているペプチド結合に比べ，これらの高次構造の形成にあず

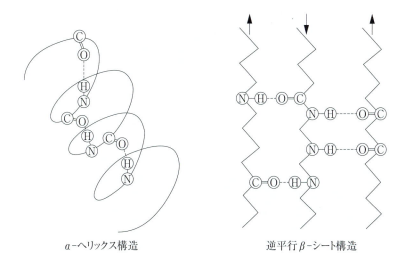

図 2.10　α-ヘリックスと β-シート構造
（ヘリックスはポリペプチド鎖がらせん状に巻いている状態．原子間の実線は共有結合，点線は水素結合を示す．水素結合は共有結合に比べ弱い結合であるがたんぱく質の二次構造を保持するのに重要な役割を果たしている．）

かる分子間力は一般に弱いが，天然たんぱく質の構造を維持するのに役立っている．図 2.9 にたんぱく質立体構造の例を示す．ペプチド結合（−CO−NH−）の中に含まれる酸素原子と水素原子の間に生じる結合は水素結合（＞N-H⋯O=C＜）と呼ばれ，この結合はペプチド鎖とペプチド鎖の間に弱いかけ橋をつくり，ペプチド鎖が規則的にらせん（α-ヘリックス）を形成したり，屏風のように折りたたまれたシート構造（β-シート）をつくるための基本的な結合となっている（図 2.10）．このようにして形成される α-ヘリックス構造や β-シート構造などの，たんぱく質の構造（主としてポリペプチド鎖の主鎖）の安定化に重要な，規則的な構造およびヘリックスがほどけたような構造（ターン，ランダムコイル）を含めて二次構造という．さらに，主としてポリペプチド鎖の側鎖間で疎水結合，イオン結合，水素結合，−SS−結合を形成し，三次元立体構造をつくる．この折れ曲がったポリペプチド鎖を三次構造という．三次構造をもつたんぱく質分子が，別の同様に三次構造をもつたんぱく質分子と主として水素結合や静電結合を介して集合（会合）し，全体としてなんらかの機能をもつようになるとき，四次構造が構築されたという．

2.3.4　たんぱく質の変性

　天然のたんぱく質は上述のような高次構造をもつことでさまざまな機能をもっている．例えば魚の筋肉は筋原繊維たんぱく質（ミオシンとアクチン）が相互作用してアクトミオシンを形成し筋肉の収縮をつかさどり，その筋原繊維間を筋漿たんぱく質（酵素たんぱく質など）が満たし，さらに硬たんぱく質（コラーゲンなど）が共存して筋肉と骨格のバランスを維持している．しかしながら，たんぱく質は化学的処理や物理的刺激により容易に変化する．その刺激の

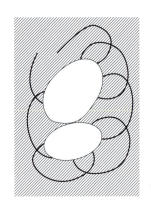
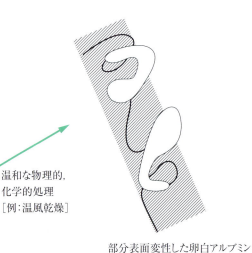
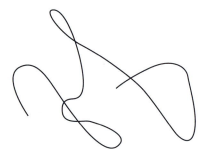

未変性卵白アルブミン
疎水性部分が分子内部に集中しているため，周囲を多くの水が取り囲んでいる。水に対する溶解度が高い。

温和な物理的，化学的処理
［例：温風乾燥］

激しい物理的，化学的刺激
［例：酸処理］

部分表面変性した卵白アルブミン
球状分子がほぐれ，全体の形がやや伸びる。その結果疎水性領域が部分的に分子表面に露出している。
未変性たんぱくに比べゲル形成能が高い。

完全変性した卵白アルブミン
大部分の疎水性領域が表面に露出し，周囲を取り囲むことのできる水が制限され溶解度が著しく低下する。
たんぱく質は無秩序な構造になる。

図 2.11　環境によるたんぱく質の状態変化
（図中の曲線はポリペプチド鎖，アミ部は疎水性領域，斜線部は親水性領域をそれぞれ示す。）

強さにより，不可逆的な変化（変性という）や可逆的な変化が起こる。
　たんぱく質は，酸やアルカリで加水分解するとそれを構成するアミノ酸に分解される。これは分解と呼ばれ変性とは異なる。一方，加熱，凍結や撹拌などの物理的処理によって本来のた

んぱく質の柔軟性が失われ，本来の機能は消失する。これを変性という。変性状態ではたんぱく質の高次構造（二次構造〜四次構造）は変化しているが，アミノ酸配列すなわち一次構造は変化していない。図2.11にたんぱく質の変性状態を引き起こす物理的処理と変性したたんぱく質の状態をモデルで示す。たんぱく質を利用（調理など）するとき，期待する食物の栄養性やし好性を引き出すような操作上の工夫が望まれる。栄養面では，変性により消化性が向上する，すなわち食品素材として咀嚼にふさわしい適度な粘弾性を保持しており，かつ消化酵素などが作用しやすい程度に十分にたんぱく質分子がアンフォールディング（ほぐれた状態になっている）していることが望ましい。また，し好性の向上から見た変性では，ゲル化性，乳化性，起泡性などの物理的なおいしさを高めること（テクスチャーの向上）が期待される。卵たんぱく質を例にとってみると，カスタードプディングの調製では牛乳や砂糖とともに加熱処理することによりたんぱく質は熱凝固を起こし，各種分子間相互作用（疎水性相互作用，イオン結合，水素結合，S-S結合）を介して保水性のあるゲル構造を形成していること，またスポンジケーキでは，卵をショ糖と水とともに泡立てることにより変性したアルブミン分子などが気液界面で網目構造をつくりあげ望ましい食感を付与できることなどである。

2.3.5 たんぱく質の栄養

たんぱく質を構成しているアミノ酸のうち，ヒトの生体内で全くあるいは十分に生合成できないアミノ酸を必須アミノ酸といい，ヒトは食物から摂取しなければならない。ヒトにおいては，バリン，ロイシン，イソロイシン，フェニルアラニン，トリプトファン，スレオニン，メチオニン，リジンおよびヒスチジンは体内で合成できない。合計9種類が必須アミノ酸とよばれている（図2.5）。

食品中に含まれるたんぱく質は人体がそのままでは利用できず，消化吸収されていく。その際にヒトが利用しやすいバランスで各アミノ酸が含まれているかどうかによって利用効率が異なる。たんぱく質の栄養価は生物学的にあるいは化学的に評価される。前者の例として生物価や正味たんぱく質利用効率など，後者の例としてたんぱく価やアミノ酸価がある。生物価は，吸収された窒素のうちどれだけが体内に保留されたか（窒素出納）を実際の動物実験を通して求めるため，より正確であるが手間とコストを要する。さらに，正味たんぱく質利用効率は生物価に消化率を乗じたものである。たんぱく価およびアミノ酸価はそれぞれ，比較たんぱく質のアミノ酸パターンならびにアミノ酸評点パターン（FAO, WHOを中心とした機構により提唱）といった，ヒトがそのたんぱく質を利用する上で理想的な割合で必須アミノ酸を含むたんぱく質を標準たんぱく質として定め，これをどれぐらいの割合で充足しているかを評価した数値である。充足度の最も低いアミノ酸をそのたんぱく質の第一制限アミノ酸という（表2.8）。われわれは，多くの種類のたんぱく質を摂取することによって制限アミノ酸を互いに補い合ってより良質な栄養を獲得することができる。

表2.8 たんぱく質の栄養価評価法

生物学的評価法

$$生物価 = \frac{体内保留窒素量}{吸収窒素量} \times 100$$

たんぱく質正味利用率 ＝ 生物価 × 消化率

化学的評価法

アミノ酸評点パターンと第一制限アミノ酸の考え方（例：小麦粉）

	アミノ酸評点パターン* （mg/窒素1g）	小麦粉のアミノ酸パターン （mg/窒素1g）	充足率
イソロイシン	250	240	240/250＝0.96
ロイシン	440	440	440/440＝1
リジン	340	150	150/340＝0.44 ←第一制限アミノ酸
メチオニン＋シスチン	220	210	210/220＝0.95
フェニルアラニン＋チロシン	380	290	290/380＝0.76
スレオニン	250	180	180/250＝0.72
トリプトファン	60	70	70/60＝1.17
バリン	310	280	280/310＝0.90

＊：FAO/WHO が提唱したアミノ酸評点パターン（1973年）

2.4　脂　　質

　脂質（lipid）とは，エーテルやクロロホルムなどの有機溶媒に溶けるが，水には不溶の生体構成成分をさす。この中にはいろいろな化合物が含まれ，炭水化物，たんぱく質のように化学的に明確な定義をすることはむずかしい。脂質の仲間には次のようなものがある。

（1）　単純脂質（simple lipid，脂肪酸とグリセロールやその他のアルコールのエステル）
　　・油脂（oil and fat）
　　・ロウ（wax）
（2）　複合脂質（complex lipid，脂肪酸とアルコール以外にリン酸，窒素，塩基，糖，硫黄などを含む極性の高いグループ）
　　・リン脂質（phospholipid）①グリセロリン脂質　②スフィンゴリン脂質
　　・糖脂質（glycolipid）①グリセロ糖脂質　②スフィンゴ糖脂質
　　・リポたんぱく質
（3）　その他
　　・ステロイド（植物ステロール，コレステロールなど）
　　・脂溶性ビタミン（ビタミン A，D，E，K）
　　・色素（カロテノイド）
　このように脂質にはいろいろあるが，食品学の目からみて重要なものは，食品として摂取量

の多い油脂，および食品の乳化や変敗の原因となるリン脂質である。栄養的な面では脂肪酸（必須脂肪酸）や脂溶性ビタミン，およびコレステロールなども重要である。

2.4.1 油　脂

　食用油脂の主成分をなすもので，常温で液体のものを油（oil），固体のものを脂（fat）と呼ぶが，明確な区別はない。構造的には，1分子のグリセロールに3個の脂肪酸がエステル結合した形をとっているので，一般にトリグリセリドと呼ばれるが，正式の名称はトリアシルグリセロールである（図2.12）。この3個の脂肪酸の組合せによりいろいろのグリセリドができる。油脂はこうしたグリセリドの混合物で，その種類と割合によって油脂の性質が決まってくる。

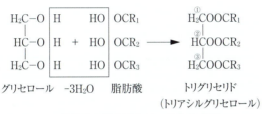

グリセロール　-3H₂O　脂肪酸　　トリグリセリド
　　　　　　　　　　　　　　　　（トリアシルグリセロール）
エステル：酸とアルコールから水が
　　　　　とれてできた化合物
アシル基：RCO基をいう

図 2.12

2.4.2 脂肪酸

　脂肪酸は，分子中にカルボキシル基をもつカルボン酸の仲間で，一般式はRCOOHで示される。食品中に見られる主要な脂肪酸を表2.9に示す。天然に存在する脂肪酸は，炭素の数は偶数個で直鎖のものが多い。脂肪酸は飽和脂肪酸と，炭化水素鎖（R）中に二重結合をもつ不飽和脂肪酸に大別される。不飽和脂肪酸は二重結合の数により分類され，二重結合1個のものをモノエン酸，2個のものをジエン酸と呼ぶ。以下同様にトリエン酸，テトラエン酸，ペンタエン酸などと続く。二重結合2個以上のものをポリエン酸と総称することもある。天然の不飽和脂肪酸は二重結合に関しては，ほとんどシス型である。したがって二重結合が多くなると，大きく折れまがった構造をとる。天然油脂を水素添加してつくる硬化油中では，その製造工程中にトランス酸が生成する。

　一般の食用油脂を構成する脂肪酸は，炭素の数は16，18，20のものがほとんどで，そのうち$C_{16:0}$（炭素の数が16で二重結合が0）のパルミチン酸，$C_{18:0}$のステアリン酸，$C_{18:1}$（炭素の数が18で二重結合1個）のオレイン酸，$C_{18:2}$のリノール酸が最も一般的である。炭素数18の脂肪酸のうち二重結合1個のオレイン酸は，体内でステアリン酸から合成できるが，二重結合2個以上のリノール酸やリノレン酸（$C_{18:3}$）は合成できない。したがって，これらのポリエン酸は食事から摂取しなければならず，われわれの体にとり必要なものなので，必須脂肪酸と

呼ばれる。ヒトの体内では，これらのリノール酸やリノレン酸を原料にしてリノール酸からアラキドン酸（$C_{20:4}$）を，リノレン酸からイコサペンタエン酸（$C_{20:5}$）やドコサヘキサエン酸（$C_{22:6}$）を合成することは可能である。イコサペンタエン酸やドコサヘキサエン酸は魚油に多い脂肪酸で，動脈硬化や心筋梗塞の予防効果があることが明らかになってきている。また，近年，大腸がんや乳がんなどのプロモーターとしてリノール酸のような，n-6系列の脂肪酸の過

表2.9 食品中に見出される主要な天然の脂肪酸

1) 直鎖飽和脂肪酸　$C_nH_{2n+1}COOH$

慣用名	構造式	略号	主な所在
酪酸 butyric	$CH_3(CH_2)_2COOH$	$C_{4:0}$	バター
ヘキサン酸 hexanoic	$CH_3(CH_2)_4COOH$	$C_{6:0}$	バター，ヤシ油
オクタン酸 octanoic	$CH_3(CH_2)_6COOH$	$C_{8:0}$	バター，ヤシ油，パーム核油
デカン酸 decanoic	$CH_3(CH_2)_8COOH$	$C_{10:0}$	バター，ヤシ油，パーム核油
ラウリン酸 lauric	$CH_3(CH_2)_{10}COOH$	$C_{12:0}$	ヤシ油，パーム核油
ミリスチン酸 myristic	$CH_3(CH_2)_{12}COOH$	$C_{14:0}$	一般動植物油脂
パルミチン酸 palmitic	$CH_3(CH_2)_{14}COOH$	$C_{16:0}$	〃
ステアリン酸 stearic	$CH_3(CH_2)_{16}COOH$	$C_{18:0}$	〃
アラキジン酸 arachidic	$CH_3(CH_2)_{18}COOH$	$C_{20:0}$	落花生油，魚油

注　ヘキサン酸はかつてカプロン酸（caproic acid），オクタン酸はカプリル酸（caprylic acid），デカン酸はカプリン酸（capric acid）と呼ばれていた。

2) 直鎖不飽和脂肪酸

① モノエン酸　$C_nH_{2n-1}COOH$

慣用名	構造式	略号	主な所在
パルミトオレイン酸 palmitoleic	$CH_3(CH_2)_5CH=CH(CH_2)_7COOH$	$C_{16:1}$	一般動植物油脂
オレイン酸 oleic	$CH_3(CH_2)_7CH=CH(CH_2)_7COOH$	$C_{18:1}$	〃
エルカ酸 erucic	$CH_3(CH_2)_7CH=CH(CH_2)_{11}COOH$	$C_{22:1}$	在来種なたね油

② ジエン酸　$C_nH_{2n-3}COOH$

慣用名	構造式	略号	主な所在
リノール酸 linoleic	$CH_3(CH_2)_4CH=CHCH_2-CH=CH(CH_2)_7COOH$	$C_{18:2}$	一般植物油，ラード

③ トリエン酸　$C_nH_{2n-5}COOH$

慣用名	構造式	略号	主な所在
リノレン酸 linolenic	$CH_3(CH_2CH=CH)_3(CH_2)_7COOH$	$C_{18:3}$	大豆油，なたね油，シソ油（エゴマ油）

④ テトラエン酸，ペンタエン酸，ヘキサエン酸など

慣用名	構造式	略号	主な所在
アラキドン酸 arachidonic	$CH_3(CH_2)_3(CH_2CH=CH)_4(CH_2)_3COOH$	$C_{20:4}$	肝臓，卵黄
イコサペンタエン酸* icosapentaenoic	$CH_3(CH_2CH=CH)_5(CH_2)_3COOH$	$C_{20:5}$	魚油
ドコサヘキサエン酸 docosahexaenoic	$CH_3(CH_2CH=CH)_6(CH_2)_2COOH$	$C_{22:6}$	〃

＊従来はエイコサペンタエン酸（EPA）と呼ばれていた。リノール酸，アラキドン酸のようにメチル基側の炭素より数えて6番目に二重結合をもつ脂肪酸をn-6系列の脂肪酸，リノレン酸，イコサペンタエン酸，ドコサヘキサエン酸のようにメチル基側炭素より数えて3番目に二重結合をもつ脂肪酸をn-3系列の脂肪酸と呼ぶ。

剰摂取が問題になってきており，リノレン酸などの n-3 系列の脂肪酸とのバランスが問題視されてきている。

2.4.3 油脂の化学的特数

油脂の不飽和度，構成脂肪酸の大小を示すヨウ素価，ケン化価などは，油脂の種類によって一定の値を示す化学的特数である。酸価，過酸化物価，カルボニル価などは，油脂の酸化の程度によって変化する。

2.4.4 リン脂質

リン脂質はリン酸を含む脂質の総称で，アルコールの種類によりグリセロリン脂質とスフィンゴリン脂質がある。グリセロリン脂質は，リン酸に窒素を含む塩基が結合したもので，塩基部分の特徴によりホスファチジルコリン（レシチン），ホスファチジルセリン，ホスファチジルエタノールアミンなどがある。リン脂質は分子中に疎水基と親水基の両方をもつので油と水を仲介する乳化剤の働きがある。マヨネーズは卵黄レシチンの乳化力を利用した食品である。

2.4.5 糖脂質

糖脂質は糖（ガラクトース，グルコース）などを含む複合脂質で，動物の脳や神経組織に多いスフィンゴ糖脂質と，穀類や葉緑体に存在するグリセロ糖脂質がある。

2.4.6 ステロール

ステロイド核（I）と呼ばれる炭化水素環をもつものをステロイドと呼び，3 位に水酸基を有するものを総称してステロールと呼ぶ（図 2.13）。動物性のステロールとしてはコレテロールが最も一般的である。主要な動物油脂および食品のコレステロール含量を表 2.10 に示す。

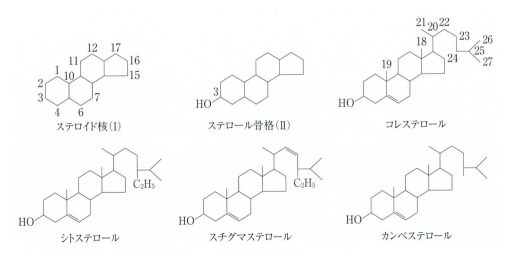

図 2.13　食用油脂中の主なステロール

表 2.10　主な動物脂，食品中のコレステロール含量（mg/100 g）

ラード	100	ずわいがに	44
牛脂	100	くるまえび（養殖）	170
バター	210	やりいか	320
プロセスチーズ	78	まだこ	150
ショートニング	4	あさり	40
和牛（肩ロース）	89	しじみ	62
豚（バラ）	70	かき（養殖）	51
鶏（ササミ）	52	うなぎ（養殖）	230
鶏卵（全卵）	420	すじこ	510
卵黄	1400	かずのこ	370

（日本食品標準成分表 2015 年版より抜粋）

コレスロール含量が特に高いのは卵黄だが，健康人であれば，特に食事時に気をつかうことはない。植物油脂では，シトステロール，カンペステロール，スチグマステロールが一般的であるが，なたね油にはブラシカステロールが含まれる。また，きのこ類に存在するエルゴステロールは，紫外線を照射するとビタミン D_2 に変換するプロビタミン D である。

2.4.7　炭化水素

動植物油脂中には，直鎖状およびテルペン系炭化水素が存在する。代表的なものには深海ザメ肝油中に多量に含まれるスクアレン（$C_{20}H_{50}$）がある。

2.4.8　高級脂肪族アルコール

高級脂肪族アルコールには，セチルアルコール（$C_{15}H_{33}OH$），ビタミン A アルコール（$C_{20}H_{31}OH$）などがある。高級脂肪族アルコールは，ワックスの成分として存在していることが多い。

2.5　ビタミン

2.5.1　ビタミンとは

ビタミン（vitamin）とは，微量で動物の代謝調節に関与する有機物で，体内で合成されないので，外界つまり食物から補う必要のある必須栄養素である。ビタミンの名称は発見順にABC…と名づけられてきたが，現在では化学名で呼ぶことが多くなってきている。

ビタミンは，脂溶性ビタミンと水溶性ビタミンに大別され，脂溶性ビタミンには，A・D・E・K があり，水溶性ビタミンは，B 群と C がある。B 群には，B_1・B_2・B_6・B_{12}・ナイアシン・パントテン酸・葉酸・ビオチンなどがあり，各種酵素の補酵素成分として栄養素の代謝に関係している。

ビタミンの摂取量の基準については，水溶性ビタミンではビオチンとパントテン酸が目安量

で設定されている以外は，他の7種類はさらに推定平均必要量と推奨量が設定されている。脂溶性ビタミンはビタミンAだけが目安量，推定平均必要量，推奨量が設定されており，他の3種類のビタミンは目安量で設定されている。

耐容上限量はナイアシン，ビタミンB_6，葉酸，ビタミンA，D，Eで設定されている。過剰症が明らかなビタミンはビタミンA，Dであり，他のビタミンについては認められていない。主なビタミンの供給源については表2.11に示す。

表2.11 主なビタミンの供給源

ビタミン		豊富に含む食品*，食品群
水溶性ビタミン	ビタミンB_1	小麦胚芽，豚肉，ごま，らっかせい，大豆
	ビタミンB_2	牛乳，乳製品，卵，レバー
	ビタミンB_6	発酵食品，ナッツ，肉類，レバー
	ナイアシン	レバー，豆類
	葉酸	緑葉菜，レバー，大豆
	パントテン酸	レバー，卵，魚
	ビオチン	レバー，ピーナッツ，ほうれんそう
	ビタミンB_{12}	畜肉，レバー
	ビタミンC	野菜（緑葉菜のほうが多い），果実（柑橘類，いちご，かきなど），じゃがいも
脂溶性ビタミン	ビタミンA	レバー，肝油，うなぎ
	β-カロテン	緑葉菜，にんじん，かぼちゃ
	ビタミンD	レバー，肝油，魚，しいたけ
	ビタミンE	小麦胚芽油，植物油，アーモンド
	ビタミンK_1	緑葉菜，レバー
	ビタミンK_2	納豆，チーズ，ヨーグルト

*摂取量の少ない食品は含量が多くても省略してある。

2.5.2 脂溶性ビタミン

（1）ビタミンA

ビタミンA（レチノール，retinol）はレバー，うなぎ，バターなど動物性食品にのみ含まれる。β-ヨノン環と二重結合の多いイソプレン鎖をもつため，空気中では酸化されやすい。ロドプシン（視紅）の形成に必要であり，不足すると夜盲症になる。また，粘膜や上皮細胞の正常化に関与している。レチノールから体内で合成されるレチノイン酸には粘膜や皮膚の乾燥および角質化を防止する作用がある。

（2）プロビタミンA

カロテノイドのうち，α，β，γ-カロテン，クリプトキサンチンは，吸収されたのち体内でレチノールへ変換されるためプロビタミンAと呼ばれる。食品中に最も多く含まれるβ-カロテンは，レチノール2分子が結合した構造をもつため，他のプロビタミンAの2倍のA効力を示す。カロテノイドには抗酸化作用があり，活性酸素の消去や，抗がん作用も知られている。

レチノール当量は，レチノールとβ-カロテン当量に 1/12 を乗じたものの合計（μg）で示される。

（3） ビタミン D

ビタミン D（カルシフェロール，calciferol）には，きのこ類に含まれるエルゴカルシフェロール（D_2）と魚などの動物性食品に多く含まれるコレカルシフェロール（D_3）の 2 種類がある。ビタミン D は吸収後，肝臓や腎臓で水酸化されて活性型ビタミン D（1,25-ジヒドロキシコレカルシフェロール）となり，カルシウムの腸管からの吸収や骨の石灰化を促進する。

成分表では，ビタミン D 含量は μg で示され，小数点以下 1 桁まで表示されている。

（4） プロビタミン D

プロビタミン D は紫外線照射によってビタミン D に変化する物質である。きのこ類に含まれるエルゴステロールはエルゴカルシフェロール（D_2）に，動物体内でコレステロールより合成される 7-デヒドロコレステロールは，皮膚表面でコレカルシフェロール（D_3）に変換される。したがって，日光浴を十分にしていれば，ビタミン D 欠乏症にはならないと考えられる。

（5） ビタミン E

植物油脂に多く含まれるビタミン E（トコフェロール，tocopherol）は体内の脂質の酸化や細胞の老化を防止する作用があるといわれている。トコフェロールは，構造の違いにより α，β，γ，δ の四つが存在する。ビタミン E 含量は，日本食品標準成分表 2015 年版では，α，β，γ，δ の mg で示されている。ただし，食事摂取基準ではビタミン E は α-トコフェロールのみで算定されている。

植物油脂や魚油に含まれる多価不飽和脂肪酸は酸化されやすいので，その摂取量が増えるほどトコフェロールの要求量は増す。

（6） ビタミン K

ビタミン K（フィロキノン，phylloquinone；K_1，メナキノン類，menaquinone；K_2）の K は，Koaguration（凝固）に由来するもので，血液凝固に必須なプロトロンビンの合成に関与していることを示すものである。ほかに骨のたんぱく質成分の合成促進による骨の形成促進作用などがある。K_1 は緑黄色野菜に，K_2 は発酵食品に多く，また腸内細菌によっても合成される。K_1 と K_2 の生理活性は同等である。過剰症は知られていないが，血栓症や梗塞症など血液が凝固しやすい病気の治療のために薬剤（ワーファリン等）を服用するときは，納豆などビタミン K を多く含む食品をとれないので注意が必要である。

2.5.3 水溶性ビタミン

（1） ビタミン B_1

ビタミン B_1（チアミン，thiamine）は脚気の予防因子として米糠から分離されたビタミンである。豚肉，小麦胚芽，大豆などに多く含まれるが，日本人が不足しやすいビタミンである。中性，アルカリ性で分解されやすく，酸や光には比較的安定である。貝類，淡水魚，わら

び，ぜんまいにはチアミナーゼ（アノイリナーゼ）というB₁分解酵素が含まれている。B₁は，にんにくに含まれるアリシンと結合してアリチアミンになると吸収されやすくなる。ビタミンB₁含量は，成分表ではチアミンの塩酸塩相当量で示されている。

（2）ビタミンB₂

ビタミンB₂（リボフラビン，riboflavin）は，発育ビタミン，美容ビタミンといわれ，体内でフラビンモノヌクレオチド（FMN）やフラビンアデニンジヌクレオチド（FAD）としてエネルギー代謝や脂質代謝に関与している。レバー，うなぎ，乳製品に多く含まれる。熱には安定であるが，光やアルカリ性で分解しやすい。欠乏すると口角炎，舌炎，皮膚炎になる。

（3）ナイアシン

ナイアシン（niacin）は，ニコチン酸とニコチン酸アミドなどの総称である。かつお，レバーなど動物性食品ではニコチン酸アミドで，きのこ，らっかせいなど植物性食品ではニコチン酸の形で含まれている。ナイアシンは，アミノ酸のトリプトファンから生合成される（トリプトファン60 mgからナイアシン1 mgを生成）。ナイアシンは酸化されにくい安定なビタミンであり，生体内ではニコチンアミドアデニンジヌクレオチド（NAD）やニコチンアミドアデニンジヌクレオチドリン酸（NADP）の形で多くの酸化還元酵素の補酵素としてエネルギー代謝に関与している。とうもろこしを常食とする民族では欠乏症（ペラグラ）にかかりやすい。

（4）ビタミンB₆

ビタミンB₆（ピリドキシン，pyridoxine：PN）は，体内でピリドキサールリン酸（PLP）に変換され，補酵素としてアミノ酸代謝に関与している。たんぱく質の摂取量が多くなると必要量が増す。腸内細菌が合成したものを利用できるので欠乏症は起こりにくい。肉類，レバー，魚などに多く含まれる。食品成分表ではピリドキシン相当量で示されている。

（5）ビタミンB₁₂

ビタミンB₁₂（シアノコバラミン，cyanocobalamin）は，悪性貧血の治療因子として発見され，コバルトを含む赤色のビタミンで，食品成分表ではシアノコバラミン相当量で示されている。すじこ，しじみ，レバーなど動物性食品に含まれ，腸内細菌でも合成される。

（6）葉酸

葉酸（folic acid）は，レバー，緑黄色野菜，大豆などに含まれる。植物起源で動物は合成できない。欠乏すると赤血球の合成が障害され貧血となる。また，妊娠中の欠乏は未熟児や神経管閉鎖障害をもつ子供が生まれる確率が高いことが知られており，疾病リスク低減型特定保健用食品の関与成分として許可されている。

（7）パントテン酸

パントテン酸（pantothenic acid）は，きのこ類，肉，魚，レバーなどの食品に広く含まれる。アセチル化を行う酵素の補酵素CoA（コエンザイムA）の構成成分で，脂肪の合成や脂肪酸の代謝に関与している。腸内細菌でも合成されるため欠乏症は少ない。

（8）ビオチン

ビオチン（biotin）は，カルボキシラーゼの補酵素で脂肪酸合成や糖新生に関与する，腸内

細菌でも合成されるので通常欠乏症は起きない。卵白に含まれるアビジンは，ビオチンと強く結合し吸収を妨げる。

（9） ビタミンC

ビタミンC（ascorbic acid）は，「抗壊血病効果を示す酸」の意味からアスコルビン酸と呼ばれ，強い還元性をもつビタミンである。ヒト，サル，モルモットでは，アスコルビン酸を合成できないので，食品からとらなければならない。緑黄色野菜，かき，かんきつ類に多く含まれる。B群のように補酵素としての機能はもたないが，コラーゲンの合成に関与している。食品中のビタミンCには還元型（アスコルビン酸）と酸化型（デヒドロアスコルビン酸）があり，還元型が多い。きゅうり，にんじん，かぼちゃなどにはアスコルビン酸酸化酵素が含まれる。

2.6 無機質

2.6.1 無機質とは

無機質（ミネラル：mineral）とは，生体を構成する元素のうち，酸素，炭素，水素，窒素以外の元素のことである。

食品中のミネラルは，食品成分表では，食品を550℃で燃焼したときに残る灰分として示されている。しかし，灰はミネラルが酸化物や炭酸塩などの形で残ったもので，硫黄や塩素のように燃焼中に失われる元素もあるので，ミネラルの概量を示すものであることに注意する必要がある。

2.6.2 ミネラルの種類

人体の構成や代謝調節機能に不可欠のミネラルを必須ミネラルと呼び，体内に多く含まれるものを主要（マクロ）ミネラル，微量（10 g以下）存在するものを微量（ミクロ）ミネラルという。微量ミネラルは過剰に摂取すると有害になることが多い。

- 主要ミネラル：カルシウム，リン，硫黄，カリウム，ナトリウム，塩素，マグネシウムの7種
- 微量ミネラル：鉄，亜鉛，銅，マンガン，コバルト，モリブデン，セレン，ヨウ素，クロムの9種

2.6.3 食品中のミネラルの働き

食品に含まれるミネラルの作用には次のようなものがある。

（1） 高分子のゲル形成に関与するもの

大豆たんぱく質ににがり（塩化マグネシウム）を加えるとたんぱく分子間に架橋が形成され，ゲル化して豆腐ができる。ペクチンやカラギーナンのゲル化にはカルシウムが関与してい

る。

(2) 食品組織の構成成分として存在するもの

獣，鳥，魚などの骨組織にリン酸カルシウムやリン酸マグネシウムとして存在する。リンはリン脂質，硫黄はたんぱく質の成分として食品の細胞膜や筋肉を構成している。

(3) 酸化反応の触媒となるもの

金属イオンのなかで二つ以上のイオン価をもつ遷移金属イオン（鉄や銅）は，油脂の自動酸化で生じる過酸化物と反応してラジカルを生成し，酸化反応を促進する。アスコルビン酸の酸化反応も金属イオンにより促進される。

(4) 食品の浸透圧，酸塩基平衡の維持に関与するもの

ナトリウムは細胞外液に，カリウムは細胞内液に存在し，細胞内外の浸透圧の維持や水分平衡に関与している。また，リン酸塩や重炭酸塩は緩衝作用を有し，酸塩基平衡を維持している。

(5) キレート剤として作用するもの

かにがはさみで物をはさむように，金属をはさみ込んで錯化合物をつくるものをキレート剤という。畜肉，魚肉加工品の添加物として使用される重合リン酸塩（ポリリン酸塩）や，穀類に含まれるフィチン酸はキレート作用が強く，亜鉛やカルシウムと結合して不溶物を形成し吸収を阻害する。

(6) 色素成分として変色に関与するもの

緑色野菜や肉の色素であるクロロフィルやミオグロビンにはマグネシウムや鉄が含まれており，色調や調理，加工時の変色に関与している。フラボノイド色素やアントシアニン色素は金属イオンとキレート化合物をつくり，着色あるいは変色する。

2.6.4　酸性食品とアルカリ性食品

食品を完全に燃焼させた灰を水に溶解し，その溶液のpHによって食品を酸性食品とアルカリ性食品に区別することがある。穀類，肉，魚，卵には硫黄，リン，塩素などの酸性元素が多く，灰分の水溶液が酸性を示すので，酸性食品と呼ぶ。一方，野菜，果実，いも類，海藻，牛乳などにはナトリウム，カリウム，カルシウム，マグネシウムなどの塩基性元素が多く，灰分の水溶液はアルカリ性を示すので，これらをアルカリ性食品と呼ぶ。

人間の体液には緩衝作用があるので，酸性食品を食べたからといって体液は簡単に酸性にはならないので，酸性食品，アルカリ性食品は食事のバランスをとる目安として考えるとよい。

2.6.5　ミネラルの生理作用

ミネラルの生理機能と含有食品について表2.12に示す。日本人が一番不足しがちなミネラルはカルシウムである。カルシウムの吸収は食品によって異なり，牛乳や乳製品の吸収はよいが，シュウ酸の多いほうれんそうやフィチン酸の多い大豆，穀類は吸収が悪い。また食品添加物に使われている重合リン酸塩の取り過ぎもカルシウムの吸収を阻害するので注意が必要であ

表 2.12 ミネラルの生理機能と含有食品

元素	生理機能，含有食品など
カルシウム（Ca）	99％は骨，歯に存在。神経，筋肉の興奮性の維持，血液凝固因子の一つ。小魚，牛乳，チーズ
リン（P）	80％が骨，歯に存在。ATP，DNA，リン脂質などの構成成分。日常食品に広く分布
マグネシウム（Mg）	60％が骨，歯に存在。神経興奮の維持，酵素の活性化など。魚介類，獣鳥肉類，ほうれんそう，バナナ
ナトリウム（Na）	主に食塩として血液の浸透圧の維持。体液のアルカリ性を保つ。食塩，みそ，しょうゆ，漬物
カリウム（K）	主に細胞内液に存在。神経，筋肉の収縮，細胞内の浸透圧の維持。果物，野菜に多い
塩素（Cl）	Na とともに食塩として血中に存在。胃酸の構成成分
硫黄（S）	たんぱく質の構成成分。解毒，酵素の SH グループとして酵素活性に関係。動物性たんぱく質に存在
鉄（Fe）	70％が赤血球に存在し，ヘモグロビンとして酸素の運搬に関係。酵素の活性化。レバー，卵，大豆
銅（Cu）	ヘモグロビンの生合成に関与。レバー，ココア
亜鉛（Zn）	各種酵素の作用時に必須。たんぱく質の生合成に必須，味覚障害に関与。かき（貝），ナッツ類
マンガン（Mn）	酵素の活性化に必要。骨の形成促進。穀類，豆，茶
ヨウ素（I）	甲状腺ホルモンの構成成分。海藻類，海産魚
コバルト（Co）	ビタミン B_{12} の構成成分。骨髄の造血機能に不可欠。赤血球，血色素の生成に関係。レバー，魚介類
セレン（Se）	抗酸化作用で組織細胞の酸化を防ぐ。魚介類，レバー

る。

カルシウムに次いで不足しがちなミネラルは鉄である。ヘム鉄は非ヘム鉄に比べて吸収がよいが，食品から摂取される鉄の 90％は非ヘム鉄である。また，近年若者を中心として亜鉛不足による味覚障害が問題視されている。

2.7　食物繊維

食物繊維（ダイエタリー・ファイバー：DF）は「ヒトの消化酵素で消化されない食品中の難消化性成分の総体」と定義されており，その生理作用は多様で今後その有用性が広がる可能性がある。食物繊維は植物性および動物性食品など幅広く含まれており，その種類もさまざまであるが大別すると水溶性および不溶性とに分類される。

日本食品標準成分表 2015 年版では，食物繊維の定量は酵素 - 重量法の一つであるプロスキー変法で行われており，成分項目は水溶性食物繊維（SDF），不溶性食物繊維（IDF）およびそれらの総量（TDF）が記載されている。

また，これらは水に対する溶解性だけでなく生理作用にも違いがある。必ずしも単純に機能を分けることができないが，一般に不溶性食物繊維の特徴は水に不溶で保水性が高いので，多量の水を吸収してかさを増加させ，腸に刺激を与えることなどである。水溶性食物繊維の特徴

表 2.13 食物繊維の主な種類と成分

分類	起源		種類	成分	給源
不溶性	細胞壁構造物質	植物性	セルロース ヘミセルロース	β-D-グルカン キシラン マンナン ガラクタン	穀類・野菜類・豆類等 植物性食品一般
			リグニン ペクチン質（不溶性）	芳香族炭化水素重合体 ガラクツロナン	未熟野菜・果実
		動物性（植物性）	キチン	ポリグルコサミン	えび・かにの殻，（きのこ）
水溶性	非構造物質	植物性	ペクチン質（水溶性） 植物ガム 粘質多糖類	ガラクツロナン ポリウロニド ガラクトマンナン グルコマンナン	野菜・果実 アラビアガム グアーガム種子 こんにゃく
			海藻多糖質	アルギン酸 アガロース（寒天） カラギーナン	こんぶ，あらめ 紅藻類 紅藻類
		食品添加物	化学修飾多糖類（合成）	カルボキシメチルセルロース（CMC） ポリデキストロース	糊料，増粘剤 食物繊維入り飲料

表 2.14 食物繊維の主な働き

分類	主 な 働 き	
不溶性	便の停滞防止	腸壁を刺激して蠕動運動を促進。大腸内で水分を保持し，便容積を増加させ排便を促進。腸内容物の通過時間の短縮
	大腸がん発生抑制作用*	発がん性物質の排泄
	有害物質の排泄促進作用	生体に有害な物質を便とともに速く排泄する
	整腸作用	腸内有用細菌の増殖を助け，生体に有利な環境をつくる
水溶性	血清コレステロール値の正常化	胆汁酸，コレステロールの吸収を阻止
	糖尿病の発生予防	糖質吸収の遅延による血糖上昇抑制。インスリン分泌の節約
	血圧上昇抑制作用	ナトリウム吸収抑制
	腸内細菌叢の改善 （大腸がん発生抑制作用）*	腸内細菌による発酵で乳酸・短鎖脂肪酸が生成され，腸内のpHが低下

＊食物繊維が予防的に働くメカニズムの詳細はまだはっきりしていない。

は，水に溶けて粘稠性を生じさせ，食品成分の消化吸収を遅らせること，腸内細菌によって分解されることなどである。

2.8 機能性成分

　食品は栄養やエネルギー源（一次機能）として，またし好の対象（二次機能）としてとらえられてきたが，同時にさまざまな生体調節機能（消化系，循環系，免疫系，内分泌系などの変調を修正し健康を維持する働き）があり，これを食品のもつ三次機能と呼ぶ。三次機能を有す

る成分が機能性物質で疾病の予防と回復，生体リズムの調整，生体防御，老化の抑制などの機能が研究され，生活習慣病，とくに糖尿病，高血圧症，心疾患，がんといった疾病への予防効果が期待されている。近年，食品の三次機能の研究から有効成分を積極的に取り込んでその効果が効率よく現れるように設計，加工された食品が開発されるようになり，機能の効用が国から許可された食品を特定保健用食品と呼んでいる。また，事業者の自己認証による機能性表示食品がある。

2.8.1 糖 質

特定保健用食品には糖質を主体とするものが多く，整腸作用，虫歯予防，コレステロール低下などの機能がある（表2.15）。フルクトオリゴ糖など各種オリゴ糖類はいずれも腸管での消化，吸収が少なく，大腸に到達してビフィズス菌の生育を促進し有害微生物を抑制する。マルチトールなどの糖アルコールは非う蝕性で虫歯菌（*Streptococcus mutans*）による酸産生や歯

表2.15 特定保健用食品に使用される機能性因子（関与する成分）

機能性因子	表　示	機能性因子	表　示
多糖		配糖体	
サイリウム（psyllium）ハスク	整腸・コレステロール低減化	杜仲葉ゲニポシド	血圧降下
難消化性デキストリン	整腸	ポリフェノール	
ポリデキストリン	整腸	茶ポリフェノール	虫歯予防
キトサン	コレステロール低減化	ミネラル	
アルギン酸水解物	コレステロール低減化	ヘム	鉄補給
グアヤゴム水解物	整腸	クエン酸リンゴ酸カルシウム	カルシウム補給
小麦ふすま		タンパク質	
ビール酵母由来 DF		大豆タンパク質（グリシニン）	コレステロール低減化
寒天由来 DF		オリゴペプチド	
オリゴ糖		カゼインホスホペプチド	カルシウム吸収促進
乳果オリゴ糖	整腸	カゼインドデカペプチド	血圧降下
フルクトオリゴ糖	整腸	かつおペプチド	血圧降下
		ラクトトリペプチド（VPP, IPP）	血圧降下
大豆オリゴ糖	整腸	微生物	
ガラクトオリゴ糖	整腸	*Lactobacillus bulgaricus*	整腸
イソマルトオリゴ糖	整腸	*Streptococcus thermophilus*	整腸
キシロオリゴ糖	整腸	*Bifidobacterium longum*	整腸
ラフィノース		*L. acidophilus*	整腸
ラクチュロース		*L. GG*	整腸
糖アルコール			
キシリトール			
マルチトール	虫歯予防		
パラチノース	虫歯予防		
ラクチュロース	虫歯予防		
エリスリトール	虫歯予防		

（荒井綜一：農業および園芸，74, No.1 p.223, 1999）

垢形成を抑制するのでショ糖に代わる甘味料として用いられる。これらの糖類は消化吸収されにくく肥満を抑制する甘味源としても使用される。この他，ショ糖にぶどう糖を1〜3個結合させたカップリングシュガーも非う蝕性甘味源である。

2.8.2 食物繊維

食物繊維（表2.13）は，体内でほとんど消化されず栄養的な役割は少ないが人の健康維持にきわめて重要な役割を果たしている。例えば，血中コレステロール値や血糖値の抑制，大腸がんの防止，便秘の解消などで疫学調査の結果，食物繊維の多い食事をとる地域では高血圧，がん，心臓病の患者が少ないといわれている。

2.8.3 有用微生物

ヒトの腸内には約100種，100兆個の微生物が生息するといわれ，体内に取り込まれた食品の一部はこれらの微生物により代謝されアンモニア，硫化水素などが発生する。有害成分は肝臓に運ばれ解毒されるが一部は処理仕切れずに残り生体へ影響を及ぼす（図2.14）。腸内細菌には，乳酸菌のようにヒトの健康維持に都合の良い有用な微生物と，ウェルシュ菌，ブドウ球菌，病原性大腸菌のように都合の悪い有害菌とがある。有用菌の中でも *Lactobacillus acidophilus, L. rhamnosus, L. casei, L. plantarum*，などの乳酸菌のほか，*Bifidobacterium longum, B. bifidum* などのビフィズス菌が重要で有害微生物の抑制，便通の改善，ガスの異常発生や悪臭の抑制，免疫力の付与，外来菌の感染防止，老化抑制，がん予防，ビタミンB群の生産，などヒトの健康維持に貢献している。

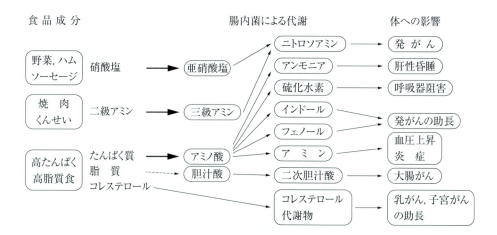

図2.14 腸内細菌による有害物質の産生と体への影響
（赤星良一：*New Food Industry*, 42, 11, p.2, 2000）

2.8.4 茶

茶はもともと生薬として渡来したものといわれ，カテキン類を中心に多様な生体調整機能を有する成分を含むことが解明されている（**表 2.16**）。

（1）抗酸化機能

茶のカテキン，フラボノイド，ビタミンCは生体内反応で発生する活性酸素の捕捉剤である。特にカテキンの一種であるエピガロカテキンガレートは，強いラジカルスカベンジャーで α-トコフェロールよりも強い脂質過酸化抑制活性を示す。

（2）抗がん機能

カテキン，カロテノイド，ビタミンCにがん予防効果が報告されている。茶の成分には発がんプロセスを抑制する作用があり，がん細胞の増殖やがんの転移を阻害する。緑茶の経口投与はニトロソアミンによる発がんに抑制的に作用する。

表 2.16 茶の成分と期待される機能性

成　　分	生　理　機　能
カテキン類	突然変異を抑える作用 がんの発生・増殖を抑える作用 血中・肝臓のコレステロール値上昇を抑制する作用 体の脂肪量を低下させる作用 血小板凝集を抑える作用 血圧上昇を抑える作用 血糖上昇を抑える作用 酸化を抑制する作用 ウイルス・食中毒菌の増殖を抑える作用 腸内環境を整える作用 虫歯を予防する作用 アレルギーを軽減する作用 胃を保護する作用 消臭作用
カフェイン	中枢神経を刺激する効果 眠気をさます作用
ビタミンC	抗壊血病・抗酸化・がん予防
γ-アミノ酪酸（GABA）	血圧上昇を抑制する作用

（山本万里（飯野久栄，堀井正治編）：医食同源の最新科学, p.139, 農文協, 1999)

2.8.5 香辛料

香辛料は食品に魅力的な色，味，香りを付与し，食欲増進に寄与するばかりでなく民間治療薬，アロマセラピー，美容，食品保存にも多用されてきた。このように香辛料にはさまざまな三次機能成分が含まれ特にシソ科（オレガノ，ローズマリー），フトモモ科（クローブ），セリ科（フェンネル，コリアンダー），ショウガ科（ターメリック），アブラナ科（ワサビ，カラ

シ）に強い生理活性を示すものが多い．

（1） 抗酸化機能

ローズマリーやセージには BHA や BHT の 2～4 倍強い抗酸化活性成分が含まれ，タイムでは 5 種類の抗酸化成分が知られている．オレガノ，クローブ，オールスパイス，メース，ターメリック，しょうが，こしょう，とうがらし，ウコン，ごまなどはいずれも強い抗酸化成分を含有する．

（2） 抗菌・抗腫瘍機能

にんにくのアリシン，からしやわさびのアリルイソチオシアネート，クローブのオイゲノール，とうがらしのカプサイシン，シナモンのシンナムアルデヒドには強い抗菌活性が存在し，食品の腐敗を防止する．アリルイソチオシアネートやしょうがのジンゲスルフォン酸には肝臓がんや肺がんへの抑制作用がある．

2.8.6 大豆

大豆成分とその生理作用について表 2.17 に示す．大豆のイソフラボン化合物には女性ホル

表 2.17 大豆成分とそれらの生理作用

成　　分	生　理　作　用
イソフラボン	エストロゲン作用，抗骨粗鬆症作用 抗酸化作用，抗溶血作用 コレステロール低下作用 制がん作用，糖尿病抑制作用
トリプシンインヒビター	膵消化酵素活性増大 内分泌細胞活性化
オリゴ糖 ラフィノース，スタキオース	ビフィズス菌増殖
たんぱく質・ペプチド	コレステロール低下作用 インスリン増強作用 脳卒中予防，血圧降下作用
レクチン	赤血球凝集作用 血小板凝集作用 リンパ球活性化
サポニン	コレステロール低下作用 肝傷害抑制 脂質過酸化抑制
レシチン	コレステロール低下作用 意識阻害改善 記憶力改善
トコフェロール	末梢血液循環促進 コレステロール低下作用 抗酸化作用

（松本　仁　他：*New Food Industry*, 42. No.11, p.40, 2000）

モンに似た作用があり，女性ホルモン分泌低下が原因とされる骨粗鬆症の予防に有効である。日本人には前立腺肥大や乳がんの少ないことから，みそなど大豆食品との係わりが調査されイソフラボンのがん抑制効果が注目されている。イソフラボンはまた，細胞のインスリン感受性を高め糖尿病抑制効果がある。成熟大豆に含まれる難消化性オリゴ糖のスタキオース，ラフィノースは腸内有害菌には利用されにくいがビフィズス菌の増殖を選択的に促進する効果がある。大豆のトリプシンインヒビターは，十二指腸の壁にある内分泌細胞を刺激してインスリンの分泌を促し糖尿病の治療や予防への効果が示唆されている。大豆たんぱく分解物中にはアンギオテンシンⅠ変換酵素阻害ペプチドや胆汁酸と結合する成分が存在し，血圧降下やコレステロールの低下機能がある。

2.8.7　野菜・果実

（1）　がん予防機能

野菜や果実には抗変異原性，抗酸化性，抗体産生促進，抗プロモーター作用など生体の防御賦活化作用に関係する多様な物質が含まれる（表2.18）。がんは，イニシエーション，プロモーション，プログレッションの過程を経て発生するがこれらの過程を阻害する野菜に含まれ

表2.18　発がん予防効果をもつ化学物質と主たる野菜果実およびその作用

化学物質	主たる野菜・果物	作用
◎カロテノイド		
・β-カロテン	にんじん，かぼちゃ	抗酸化作用
・α-カロテン	トマト	白血病細胞分化
・リコペン		抗プロモーター作用
		細胞間結合の修飾
◎テルペノイド		
・グリチルリチン	甘草	抗酸化作用
・リモネン	オレンジ	抗プロモーター作用
◎フェノール類		
・エラーグ酸	いちご，ぶどう	抗酸化作用
・エピガロカテキン	お茶	抗プロモーター作用
・クルクミン	カレー粉	
・シアニジングリコシド	黒豆，玄米	
・フラボノイド		
ビオカニン	グレープフルーツ，ナッツ	抗プロモーター作用
ダイゼイン	大豆	抗エストロゲン作用
ゲニスタイン	大豆	チロシンキナーゼ阻害
		血管新生阻害
◎含硫化合物		
・ジアリルジスルフィド	にんにく，たまねぎ	第二相酵素誘導
・ジチオールチオン	キャベツ，芽キャベツ	発がん物質無毒化
◎シアン含有物	プラム，青梅	第一相酵素阻害
◎クロロフィル	緑色野菜	抗酸化作用

（越智宏倫：食品工業，**39**, No.2, p.19, 1996）

る抗変異原性物質としてカロテノイド（緑黄色野菜），アスコルビン酸，α-トコフェロール，フラボノイド（大豆，れんこん），イソチオシアネート（キャベツ，ブロッコリー，わさび，からし），ケルセチン（たまねぎ），ジンゲロール（しょうが），クルクミン（ターメリック）などがある。また，ぶどう，柑橘類，りんご，かきなどの果実にはフラボノイド，カロテノイド，テルペノイド，食物繊維などの機能性成分が含まれる。疫学調査から緑黄色野菜を多食する人にはがんが少ないことが明らかにされている。にんじん，かぼちゃ，ほうれんそうなどに多いカロテノイド類は高い抗プロモーター活性や抗酸化活性を有する。

ニトロソアミンは亜硝酸とアミンが酸性下で反応して生成する発がん物質で，胃内での生成が危惧されているが野菜・果実中のビタミンCやトコフェロール，クロロゲン酸などのポリフェノール類はその生成を阻止することが明らかにされている。多くの抗変異原物質が野菜や果物中に見い出されている（表2.19）。

表2.19 Trp-P-1*の変異原性を失活する野菜や果実など

著　効	有	効
ほうれんそう	キャベツ	ふきのとう
さやえんどう	レタス	ふき
ごぼう	ピーマン	ミントの葉
やまいも	トマト	くわい
オレンジ	かぼちゃ	ビート
えのきだけ	みょうが	さっきりかぼちゃ
とうもろこし	みつば	きくじしゃ
グリンピース	紫キャベツ	スノーピー
グレープフルーツ	しゅんぎく	ふだんそう
マッシュルーム	小かぶの根	バター
さくらんぼ	いんげん	セロリー
ぎんなん	青じそ	ちょうせんあざみ
みかん	小豆もやし	きゅうり
	りんご	バターナッツ
	えんどう豆	アコーンカボチャ
	さんしょうの葉	ココナッツ
	うど	ソルダント
	あしたば	こむぎ

*トリプトファンの熱分解生成物から分離された変異原物質
（篠原和毅：食糧，31, p.24, 1993）

（2）血圧上昇抑制と糖尿病予防

高血圧症や糖尿病は食生活と深い係わりをもつ。血圧上昇に関与するアンギオテンシンI変換酵素を阻害する物質がアスパラガス，モロヘイヤ，もやし，なす，ごぼう，トマト，パセリなどから見い出されている。糖尿病予防成分として腸からの糖類吸収を阻害する野菜類のタンニンやクロロゲン酸が注目されている。フラボノイド類のアントシアニンは高い活性酸素補足効果があり，ポリフェノールは肝臓の過酸化脂質や酸化型コレステロール濃度の低下機能がある。また，赤ワインは動脈硬化抑制効果があり心疾患の多い欧米にあってワイン消費の多いフ

ランスは心疾患が少ないといわれる。

（3）抗酸化機能

がん化や老化の原因の一つとして活性酸素による酸化的生体膜の損傷や染色体異常がある。野菜・果実にはこの生体内酸化反応を抑制する成分が含まれる（表2.20）。動脈硬化発生の一因はLDL（低密度コレステロール）の酸化であるが，野菜の摂取量が多くなると動脈硬化や心疾患の少ないことが知られている。

表2.20 抗酸化機能を有する成分

β-カロテン（にんじん，かぼちゃ）
ルテイン（ほうれんそう，卵黄など）
グリチルリチン（甘草）
エラーグ酸（いちご，ぶどうなど）
大豆サポニン
茶ポリフェノール
テアフラビン（紅茶）
ルテオリン（ルイボス茶）
アクテオサイド（黒ごま）
タンニン（生薬）
フコキサンチン（ひじき，わかめ）
メロジテルペノイド，フロログルシノール，フェオフィチン（褐藻）
アスタキサンチン（おきあみ）
カロテノイド（海洋生物）
クロロフィロン（あさりなど）

（篠原和毅：農業および園芸，74, No.1, p.217, 1999）

2.8.8 その他

（1）体脂肪抑制機能

2008年4月に生活習慣病対策として「特定健康審査・特定保健指導」制度が発足した。生活習慣病の主な原因の一つは肥満・内臓脂肪の蓄積であるが，体脂肪がつきにくい食品として茶カテキンやポリフェノールが，また食後の血中中性脂肪が上昇しにくい食品としてグロビンたんぱく分解物，EPA，DHAなどがある。

第3章 食品のし好と品質

キーワード 色素，味覚物質，香気物質，加熱変化，糊化，酸化
成分間反応，褐変

課題 ①植物性食品の色素と動物性食品の色素の類似点と相違点は何か。
②食品の調理・加工におけるメイラード反応の重要性は何か。

3.1 食品のし好成分

3.1.1 食品のおいしさを決める要因

食品のもつ機能は，栄養に関する一次機能，し好に関する二次機能および生命活動に対する調節機能である三次機能に分類される。二次機能である「おいしさ」は，図3.1に示すように，味覚，嗅覚，視覚，聴覚，触覚の5感で総合的に感じる感覚刺激に基づいている。おいしさの感じには，食事をする雰囲気や空腹度，子供のときからの食体験など心理状態，生理状態，食習慣などの食品そのもの以外の外部環境や，味わう人の状態に依存している因子も大きく関係していることを忘れてはならない。ここでは，色，味，香りに関与する食品成分について解説する。味覚と嗅覚は化学物質の刺激で引き起こされるもので，特に化学的感覚と呼ばれる。

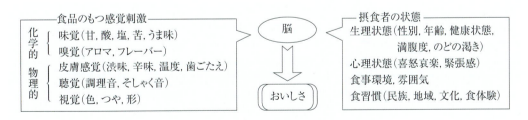

図3.1 食品のおいしさを決める要因

3.1.2 色 素

（1） 食品における色の意義

食品の色はそれぞれの食品材料に含まれる固有の天然色素に依存している。さらに，栽培・

飼育条件や品種など生産時の要因によって色彩が変化することも多い。そのため，食品の色は食材の熟度，鮮度，品質劣化の程度を判断する評価基準になる。また，調理や加工にともなう色の変化もおいしさを評価する指標として食生活の中で重要な要因となっている。

梅干しを見ると酸っぱく感じて唾液が分泌されたり，オレンジやぶどうのジュースを色で判断してその味を期待するように，食品固有の色が条件反射的に生理的，心理的に味や香りにまで影響を与えることもある。色は消費者が食品を購入するときの選択に影響が大きいため，多くの天然・人工着色料が食品添加物として使用されている理由である。

(2) 色　素

食品に含まれる天然色素は，ポルフィリン系，カロテノイド系，フラボノイド系，アントシアン系，カテキン系に分類される。

- ポルフィリン系色素は，4個のピロール核がメチン基（–CH=）により結合した環状のポルフィリン環をもった色素で，植物のクロロフィル，動物のヘモグロビン，ミオグロビンがこれに属している（図3.2）。クロロフィル（葉緑素）は植物性食品の緑色色素で，金属イオンとしてマグネシウムをもっている。クロロフィルにはa，bがあり，フィトールをもった

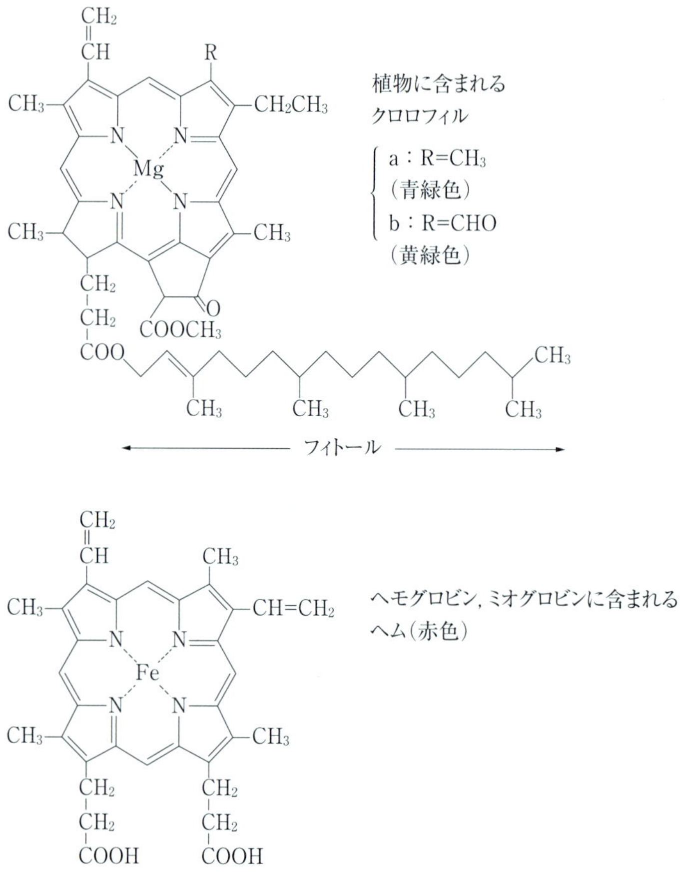

図3.2　クロロフィルとヘムの構造

め脂溶性である。クロロフィルは不安定な化合物で，酸性で分子中の Mg が H^+ で置き換わり，フェオフィチンとなって黄変する。マグネシウムを銅や鉄に置換して銅クロロフィルや鉄クロロフィルとすると綺麗な緑色が安定化するので，缶詰のグリンピースなどに利用されている。

ヘモグロビンやミオグロビンはヘム色素ともいい，それぞれポルフィリン環に鉄が配位したヘムをもつたんぱく質である。牛肉などの畜肉やまぐろなどの魚肉の赤い色は，色素たんぱく質のヘモグロビン，ミオグロビン，チトクロームなどによるが，大部分が筋肉中の肉色素ミオグロビンに由来している。食肉内部はミオグロビンにより暗赤色をしているが，酸素との接触・結合によりオキシミオグロビンに変化し，鮮赤色となる。さらに空気中に長く放置するとヘム分子中の Fe^{2+} が Fe^{3+} に酸化され，赤褐色のメトミオグロビンとなる。この酸化変化を防ぐため，ハム・ソーセージなどでは発色剤として亜硝酸塩を加えて一酸化窒素を発生させ，ミオグロビンをニトロソミオグロビンにして安定な鮮紅色を保つことも行われている。

- カロテノイド系色素は動物性，植物性食品に広く分布する黄，橙，紅色の脂溶性色素である（図3.3）。分子内に多数の共役二重結合をもつイソプレノイドであり，末端基 R_1, R_2 がそれぞれの色素により異なる。炭素と水素だけからできているカロテン類と末端基の炭素骨格に酸素を含むキサントフィル類に大別される。カロテン類の中では $β$-カロテンは $α$-，$γ$-カロテンの2倍のプロビタミンA効力をもち，栄養学的にも重要である。リコペンは直鎖上のカロテノイドでビタミンA活性はない。キサントフィル類のアスタキサンチンは魚介類に多く含まれるが，えび，かになどの甲殻類の皮膚ではたんぱく質と結合して緑青色になっており，茹でるなどの加熱調理をするとたんぱく質は容易に分離してアスタキサンチンの赤色が現れる。さけの身の色は，餌としているえびやかにのアスタキサンチンに由来している。同様にバター，チーズ，卵黄などのカロテノイドは飼料中の色素に由来している。

クロロフィルがあると緑色が優勢で目立たないが，日光に当てたままにした緑葉野菜が緑を失って黄色に変化するのは，緑色のクロロフィルが日光で分解して色を失い，含まれていたカロテノイドの黄色が現れてくるからである。また，らん藻，紅藻，緑藻，褐藻などに分けられる藻類には，緑色のクロロフィル，橙色のカロテノイド（特にフコキサンチン），赤色たんぱく質色素のフィコエリスリンなどが含まれており，これらの割合の差でそれぞれの色が決まる。干した乾のりは黒色であるが，古くなるとしだいに赤紫色に変わる。これはクロロフィルが分解するにつれてフィコエリスリンの赤色が目立ってくるためである。乾のりを焼くと緑色になるのは，フィコエリスリンが酸化されて青色のフィコシアニンに変化するためである。

- フラボノイド系色素はほとんどすべての植物に含まれている C_6-C_3-C_6 構造をもつフェノール化合物で，大部分が糖とグリコシド結合をした配糖体として存在するので水溶性である（図3.4）。中央の3個の炭素による構造によってフラボン，フラボノール，フラバノン，フラバノノール，イソフラボンに分類される。いずれも無色～淡黄色であるため，フラボノイ

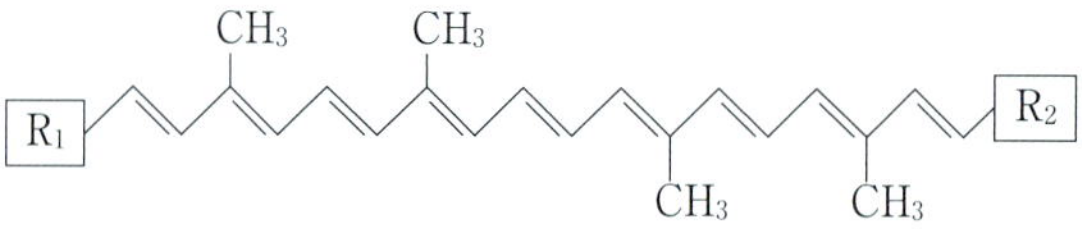

分類	化合物	R₁	R₂	所在
カロテン類	α-カロテン 黄橙色	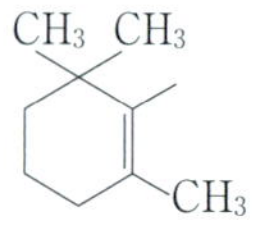	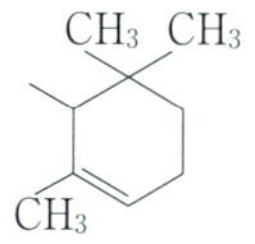	にんじん,ヤシ油,かんきつ類
	β-カロテン 黄橙色	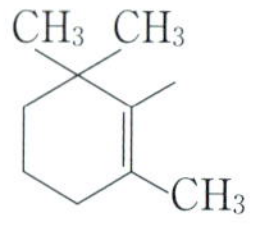	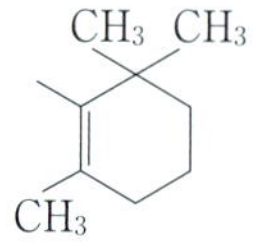	にんじん,さつまいも,かぼちゃ,とうがらし,ほうれんそう,卵黄
	γ-カロテン 橙色	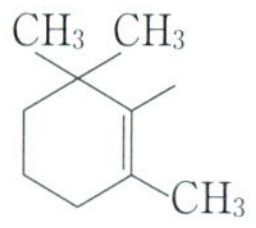	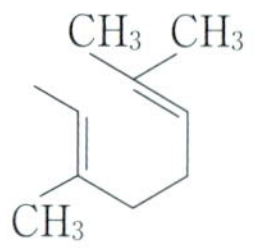	にんじん,さつまいも,かんきつ類,あんず
	リコペン 赤色	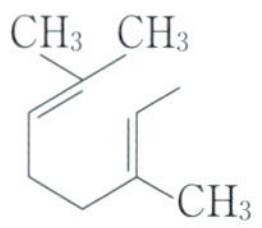	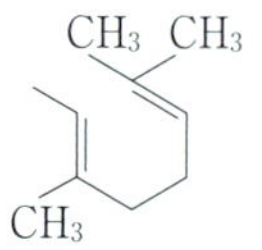	トマト,すいか,かき
キサントフィル類	β-クリプトキサンチン 黄橙色	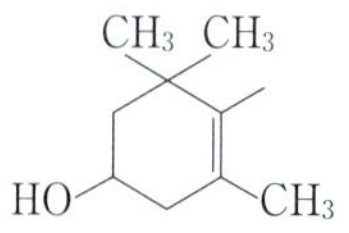	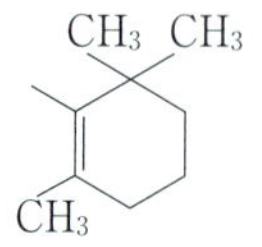	かんきつ類,かき,とうもろこし,卵黄
	アスタキサンチン 赤色	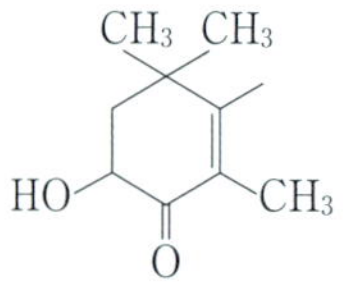	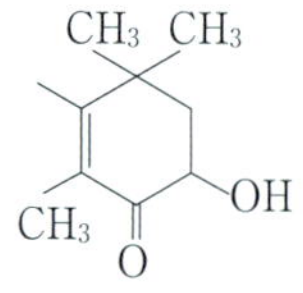	さけ,かに,えび
	ルテイン 黄橙色	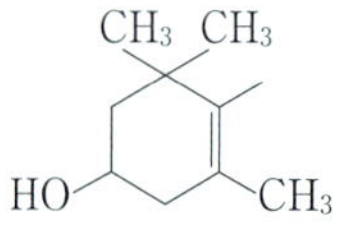	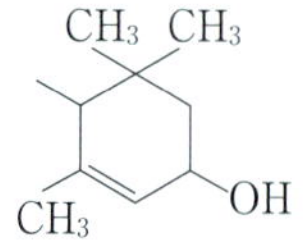	卵黄,かぼちゃ,緑葉,とうもろこし

図3.3 主なカロテノイド系色素の構造とその所在

ドは食品色素としての役割は少ない。ナリンギンは苦味成分，ヘスペリジンはみかん缶詰の白濁原因物質として食品加工と，ケルセチンやルチンは毛細血管強化作用物質として健康とかかわりがある。また，大豆の主要ポリフェノールであるイソフラボン類には，発がん抑制や骨粗しょう症の予防効果などが期待されている。

- アントシアン系色素は，構造の類似性から広義にはフラボノイド系色素に含まれ，アントシアニジンとその配糖体であるアントシアニンの総称である（図3.5）。アントシアニンは水溶性で，花や果実，葉の色素成分であることが多く，一般に酸性領域で赤，アルカリ性領域で

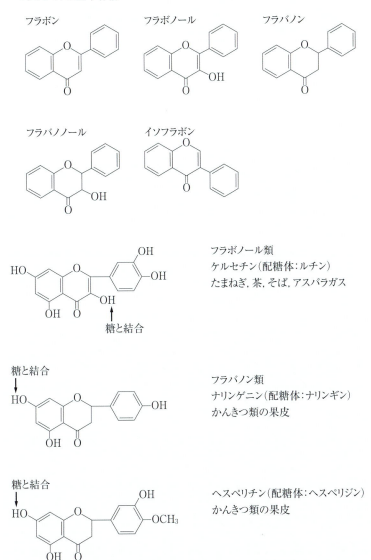

図3.4 食品中のフラボノイドの例

青色を示し，金属イオンと錯塩を形成して安定な青色〜暗緑色となる。しそ漬け梅干しが赤くなるのはクエン酸による酸性化によるものであり，黒豆を煮たり，なすの漬け物に鉄くぎやミョウバンを用いるのは錯塩形成を利用したものである。また，いちごジャムをつくるときに加熱により変色するように，酵素的にも非酵素的にも酸化されて褐変しやすい性質がある。

- カテキン類はフラバノール構造をもち，広義のフラボノイドである（図3.5）。茶葉，果実，野菜に多く含まれる無色のポリフェノールで，タンニンとしてかきや茶の渋味成分であり，ポリフェノールオキシダーゼによる酵素的褐変の基質となる。近年，抗菌作用，抗酸化作用など多くの生理作用が注目されている機能性成分でもある。

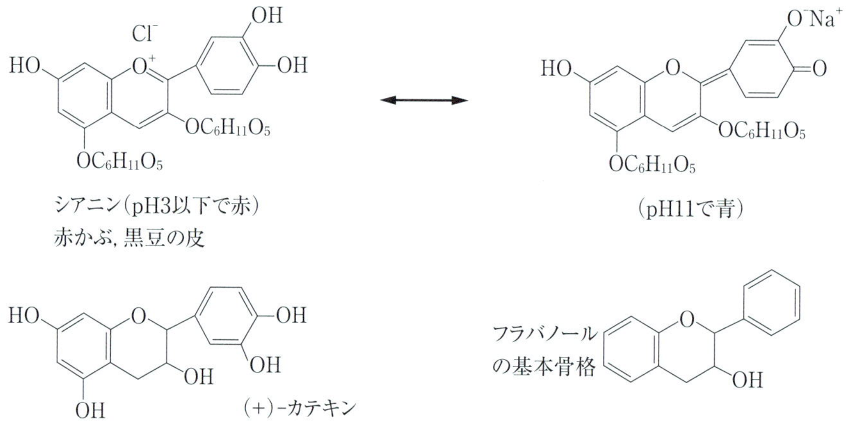

図3.5 アントシアン系色素およびカテキン類の例

たちうお，さんまなど，表面が銀色に輝いて見えるのは，表面と筋肉の間にある層組織中に核酸の構成成分であるグアニンの結晶が含まれており，光が反射した色彩である。このほかメラニン色素により黒色や褐色を呈する体色をもつ魚類もある。

3.1.3 味覚物質

味には，舌表面の味蕾を構成している味細胞に受容されて感知される基本味として，甘味，酸味，苦味，塩味，うま味の五つがあると考えられている。これらの基本味に加え，一般の皮膚感覚刺激として渋味，辛味，えぐ味，金属味などがある。

（1）甘味

糖質に由来するカロリー源のシグナルであるため，生体が必要とする栄養素を選択する点から誰でも甘いものを好むことは自然である。代表的な甘味物質を表3.1に示す。一般に低分子の糖質は甘味をもつが，α-D-グルコースはβ-D-グルコースより1.5倍甘く，フルクトースではβ型のほうが3倍甘いなど立体構造の違いにより差がある。食品工業では，原料糖を還元して得られる糖アルコール類が，虫歯になりにくく血糖値を上げない，優れた甘味，保湿性をもち，褐変しにくいなどの性質から機能性食品甘味原料として広く利用されている（図3.6）。また，ステビオシドやグリチルリチンなどの配糖体が天然甘味料として，さらに低エネルギーの砂糖代替物としてペプチド型の人工甘味料のアスパルテームがダイエット食品を中心に広く利用されるようになってきた。アミノ酸ではD-アミノ酸には甘味をもつものが多く，グリシン，L-アラニン，L-プロリンなども甘味をもっている。タウマチン（ソーマチン）やモネリンのように天然たんぱく質で甘味をもつものも知られている。

甘味物質と甘味受容体との相互作用について図3.7のようなモデル（AH-B-X説）が提唱されている。

（2）酸味

食物が腐敗しているかどうかのシグナルで，防衛の役割をもつと考えられる。酸味は水素イ

表3.1 代表的な糖類，糖アルコール，甘味料の特性値

名　称	分　類	原　料	熱　量 (kcal/g)	甘　味　度 (ショ糖を100)
ぶどう糖（グルコース）	単糖	でんぷん	4	70
果糖（フルクトース）	単糖	ショ糖，異性化糖	4	120〜170
ショ糖（砂糖）（スクロース）	二糖	かんしょ，てんさい	4	100
乳糖（ラクトース）	二糖	牛乳	4	15〜20
麦芽糖（マルトース）	二糖	でんぷん	4	30〜50
水あめ	単糖・オリゴ糖の混合物	でんぷん	4	33
異性化糖	単糖	でんぷん	4	約100
カップリングシュガー	オリゴ糖の混合物	ショ糖・でんぷん	4	50〜60
パラチノース	オリゴ糖	ショ糖	4	40
ソルビトール	糖アルコール	ぶどう糖	3-4	60〜65
マルチトール	糖アルコール	麦芽糖	2-4	70〜90
キシリトール	糖アルコール	キシロース	3-4	100
ステビオシド	天然物	ステビア（南米キク科植物の葉）	0	25000
グリチルリチン	天然物	甘草の根	0	15000
アスパルテーム	合成ペプチド甘味料	アミノ酸	0	20000

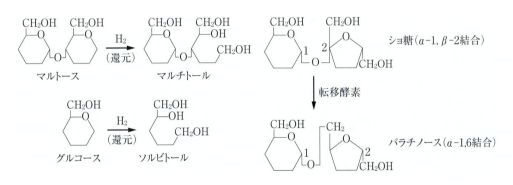

図3.6 糖アルコール，パラチノースの製造

オン H^+ の刺激により引き起こされるもので，陰イオンの効果が異なるため酸の種類によって味質に差を生じる。酸味物質としては，食酢に含まれる酢酸，果実に含まれるクエン酸，リンゴ酸，酒石酸やアスコルビン酸（ビタミンC），発酵乳製品の乳酸などの有機酸と，清涼飲料に用いられるリン酸などの無機酸がある。

（3）塩味

ミネラル類を含む食品を摂取する際のシグナルとなる。塩味は無機塩，有機塩の示す味で，陽イオン，陰イオンの種類により味の質と強度に差がある。塩味は適当と感じる許容濃度がき

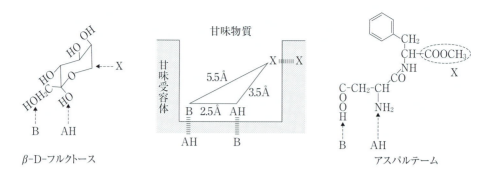

図 3.7 甘味物質における水素供与基（AH），水素受容基（B），疎水性基（X：甘味増強作用部位）と甘味受容体の相互作用モデル

わめて狭いため，料理の味付けで「塩加減」といって最も重要である。食塩と呼ばれる塩化ナトリウムが代表で，0.02〜0.03 モルでは甘味を，それ以上になって塩味を呈する。有機酸塩ではリンゴ酸ナトリウムが食塩に近い味をもつ。塩味は温かいほうが感じにくい。腎臓病患者用にはナトリウム摂取を控えるために塩化カリウムや塩化アンモニウムが使用される。

（4）苦味

食物が有毒であるかどうかを判定する生体防御のためのシグナルであり，基本味の中でもっとも低濃度で感知できる味である。苦味物質は数多く，その化学構造も多様で構造と味を関係づけることは困難であるが，疎水性物質であるという共通性がある。コーヒーや茶の苦味はカフェインによるものであり，ココアやチョコレートの苦味はテオブロミン，ビールの苦味はホップに含まれるフムロンから生じたイソフムロンによるものである。食塩には塩化マグネシウムを主とする「にがり」が含まれ，豆腐の凝固剤としても使用される。またグレープフルーツの苦味はフラバノン配糖体であるナリンギンである。食品の加工上問題となるものとして，たんぱく質の加水分解によって生じる苦味を示すペプチドや疎水性アミノ酸がある。チーズの苦味はこの例である。苦味は経験を積むことによって好きになる味で，味の複雑さを作り出す要素として重要である。

（5）うま味

健康を維持するのに必要なたんぱく質を摂取するためのシグナルと考えられる。うま味成分は，アミノ酸系，核酸系，有機酸に大別される。アミノ酸系うま味成分の代表は昆布から見いだされたL-グルタミン酸ナトリウム，玉露のうま味成分であるテアニン（L-グルタミン酸-γ-エチルアミド）であり，そのほかにうま味をもつペプチドなどがある。核酸系うま味成分の代表はかつお節から見いだされた5'-イノシン酸，干ししいたけからの5'-グアニル酸である。グアニル酸とイノシン酸の味質は似ているが，グアニル酸のほうが数倍強い。イノシン酸は本来の核酸成分ではなく，畜肉や魚肉中のアデノシン三リン酸が代謝されて生じたものである。2'-や3'-ヌクレオチドはうま味を示さず，5'-ヌクレオチドだけが顕著なうま味を呈する。また，5'-ヌクレオチドとL-グルタミン酸ナトリウムは，共存すると，うま味の相乗作

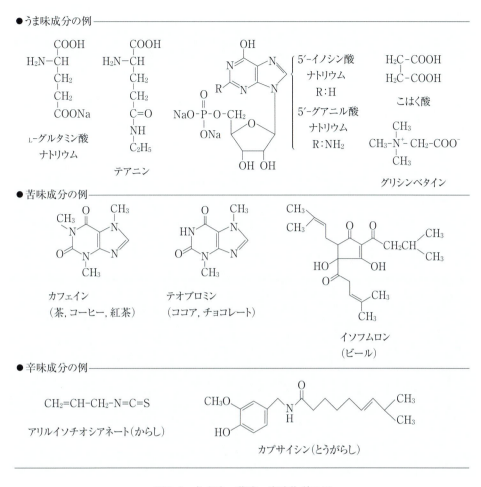

図3.8 うま味，苦味，辛味物質の例

用を示す。有機酸では日本酒や貝類に含まれるこはく酸が知られており，このほか，いかやたこのうま味を担うといわれるグリシンベタインなどがある。

（6） 辛味

硫黄原子を含む揮発性のイソチオシアネート類（からし，わさび）とアルキルスルフィド類（ねぎ，たまねぎ，にんにく），硫黄原子を含まない不揮発性のアミド類（とうがらし，こしょう，さんしょ）とバニリルケトン類（しょうが）とがある。揮発性辛味物質の特徴は鼻にくることで，不揮発性辛味物質の特徴は接触部位のみに作用を示すことである。渋味の代表的な成分は，茶，ワインのカテキン類，コーヒー中のクロロゲン酸，渋柿のシブオールなどがあり，これらはポリフェノール化合物であるため抗酸化物質としても有用である。

うま味，苦味，辛味物質の例を図3.8に示す。

3.1.4 香気物質

香気は，鼻腔内の嗅上皮にある約2000万個の嗅細胞受容部と微量の揮発性の低分子化合物

(香気成分) が相互作用することにより生じた刺激電流が嗅覚中枢に達して感じ取られるものである。食品を口に入れる前に感じる匂いをアロマ，口に入れたときに感じる味や匂いの総合したものをフレーバーと呼ぶ場合が多い。通常，一つの食品に含まれる香気成分の種類はきわめて多く，これらの組合せによってそれぞれの食品特有の香りを形成している。一部の食品については，それらの香りの特徴を代表する香気成分が存在することが知られている。香気成分は，食品材料本来の代謝過程で作り出されたり，組織が破壊されたときに働く酵素の作用によって作り出される食品自体に由来するものと，調理・加工にともなう微生物の作用や加熱，酸化などの非酵素的反応により2次的に発生するものがある。

（1） 植物性食品の香気 (**図3.9**)

果実には芳香の強いものが多く，香気成分としては，主として脂肪酸のエステルとテルペン類が関与している。アルデヒドやラクトン類が特徴的な香りの要因となる場合もある。かんきつ類に共通の香気成分はテルペン類でリモネンが多く，甘い芳香はシトラールなどの酸素を含むテルペン類による。果実が成熟すると呼吸が盛んとなり，アルコールを生じやすくなる。こ

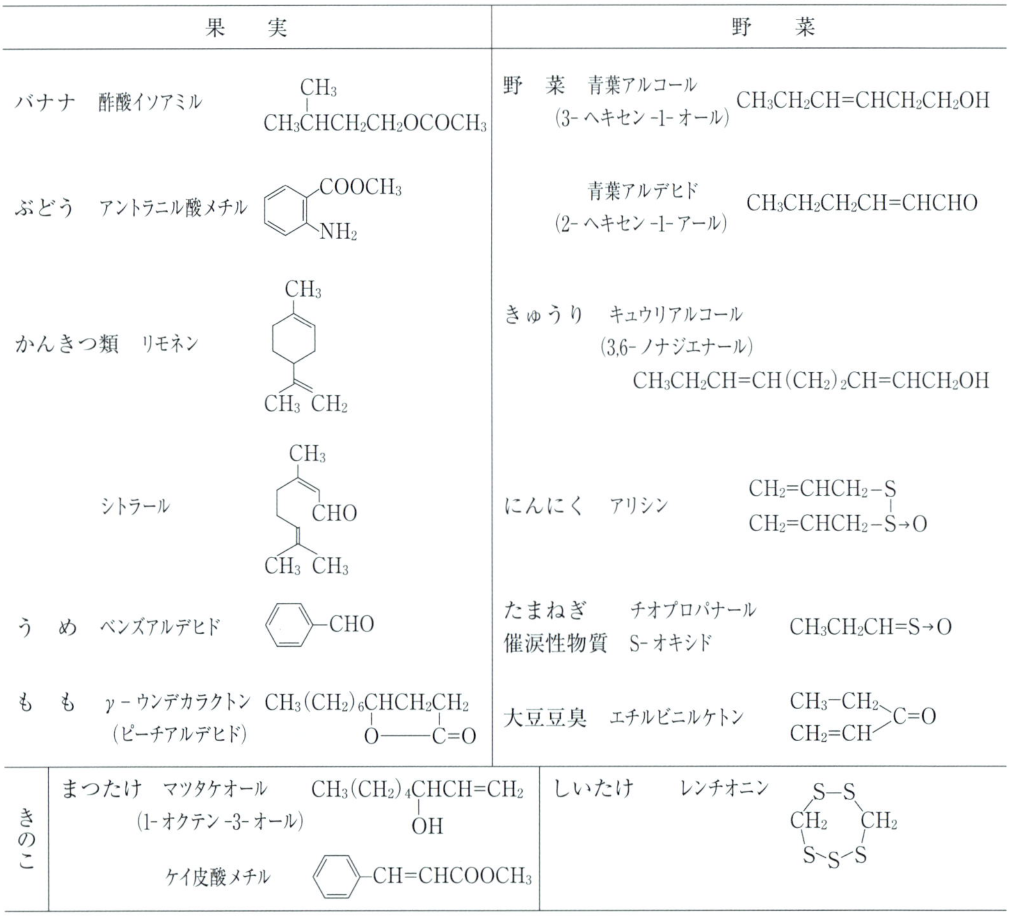

果　実
野　菜
バナナ　酢酸イソアミル
CH3
CH3CHCH2CH2OCOCH3
ぶどう　アントラニル酸メチル
COOCH3
NH2
かんきつ類　リモネン
CH3
CH3 CH2
シトラール
CH3
CHO
CH3 CH3
う　め　ベンズアルデヒド
CHO
も　も　γ－ウンデカラクトン
(ピーチアルデヒド)
CH3(CH2)6CHCH2CH2
O――C=O
野　菜　青葉アルコール
(3-ヘキセン-1-オール)
CH3CH2CH=CHCH2CH2OH
青葉アルデヒド
(2-ヘキセン-1-アール)
CH3CH2CH2CH=CHCHO
きゅうり　キュウリアルコール
(3,6-ノナジエナール)
CH3CH2CH=CH(CH2)2CH=CHCH2OH
にんにく　アリシン
CH2=CHCH2－S
CH2=CHCH2－S→O
たまねぎ　チオプロパナール
催涙性物質　S-オキシド
CH3CH2CH=S→O
大豆豆臭　エチルビニルケトン
CH3－CH2
C=O
CH2=CH
きのこ
まつたけ　マツタケオール
(1-オクテン-3-オール)
CH3(CH2)4CHCH=CH2
OH
ケイ皮酸メチル
CH=CHCOOCH3
しいたけ　レンチオニン
S－S
CH2　CH2
S-S-S

図3.9　果実・野菜の特徴的香気物質の例

れが果実中の有機酸と反応してエステルとなる。野菜は香気の弱いものが多いが，ねぎ類やキャベツ，だいこんのように硫黄を含んだ含硫化合物により独特の香気として特徴づけられるものもある。きのこ類の香気としては，まつたけとしいたけが代表的である。生しいたけや干ししいたけそのものには特有の匂いはないが，生しいたけをすりつぶしたり，干ししいたけを水で戻したときにしいたけの香気が生じる。しいたけ中に存在する前駆体レンチニン酸に酵素が作用することによって生成した含硫化合物レンチオニンがその香気成分である。

(2) 動物性食品の香気

新鮮な畜肉の香りはアルデヒド類によるが，古くなると硫化水素，アンモニア，アセトアルデヒド，アミノ吉草酸などを生成して生臭くなる。乳製品は乳脂肪分である低級・中級脂肪酸やそれらが変化したケトン，アルデヒド，ラクトン，エステル類などの総合した香気をもつ。

海水魚の生臭みはトリメチルアミンオキシドが還元されて生じるトリメチルアミンによるものであり，鮮度の低下とともに増加する。淡水魚ではリジンから生じるピペリジン類が生臭みを与える。さめ類では尿素が分解して発生するアンモニアも臭みの原因となる。

(3) その他の香気成分

たんぱく質，アミノ酸，アミン類と糖質を含む食品を加熱すると，アミノ－カルボニル反応が起こり，一般に香ばしい香気を生じるが，その香りは条件により異なる。日本酒の香気成分は酵母による発酵で生成され，基調香の一つに β-フェネチルアルコールが，吟醸香に酢酸イソアミルがある。

3.2 食品成分の変化

食品は，素材をある程度，貯蔵，加工，調理したあとに食される。これらの過程で食品成分は，物理的・化学的・生物的な変化を受ける。食品には多くの成分が混在しているので，このような変化は個々の成分に起こるものと，成分間の相互作用によって起こるものとがある。以下では，加熱による変化，酸化による変化，微生物と酵素による変化，成分間反応について述べる。

3.2.1 加熱による変化

食品を加熱すると，さまざまな成分が複雑な構造変化や化学反応を起こす。その結果，元の成分が変化して新しい成分が形成され，食品の色，味，香り，テクスチャーなどのし好性に変化を及ぼすばかりでなく，栄養的，生理的な機能にも影響を与える。

(1) 炭水化物の加熱変化

① でんぷんの糊化と老化

米，じゃがいも，麦などのでんぷん食品は，生のままで摂取することはない。例えば米は炊飯あるいは蒸すなどの加熱調理を行う。すなわち，生でんぷん（β-でんぷん）を水とともに加熱すると，でんぷん粒は水を吸収して膨潤し（図 3.10，3.11），半透明のコロイド溶液にな

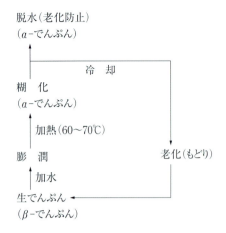

図3.10 でんぷんの糊化および老化

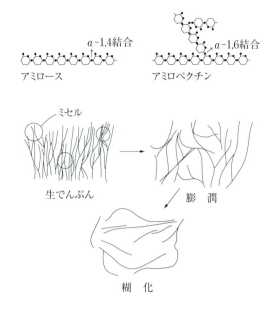

図3.11 でんぷんの構造と加熱による変化
（J. M. de Man：Principles of Food Chemistry, ASPEN）

る。でんぷんのこのような変化を糊化または α 化といい，これを糊化でんぷんまたは α - でんぷんという。このように α 化したでんぷんは β - でんぷんに比べてアミラーゼの作用が受けやすくなり，消化性を良くする。しかし，α - でんぷんを室温に長時間置くと固くなる。このとき α - でんぷんは，水素結合が再生され，部分的にミセル状の構造を形成して生でんぷんに似た構造になる。これをでんぷんの老化（もどり，staling）という。一晩置いて冷えたご飯は粘り気を失い硬くなって，味も悪くなり消化性も低下する。このような老化を防止するには，α - でんぷんを高温（80℃以上）あるいは低温（0℃以下）で急速脱水して水分量を15％以下にする。これは，α - でんぷんの分子状態が脱水によって保持され，分子間に水素結合ができにくくなるからである。でんぷんの α 化を利用した例は，アルファ米，冷凍米，あられ，せんべい，おこし，ビスケット，ポップコーン，コーンフレーク，マッシュポテト，インスタントラーメンなどである。

② 糖のカラメル化

糖類を100～200℃で加熱すると，粘ちょう性をおびた褐色物質になる。この現象をカラメル化といい，生成物をカラメルと呼ぶ。カラメル化は，糖の分子内脱水作用で生じたヒドロキシメチルフルフラールが互いに重合することによって起こるといわれる。糖類のうちフルクトースはカラメル化しやすく，グルコースはフルクトースに比べてカラメル化しにくい。カラメルは食品の着色料として利用されている。なお，反応にはたんぱく質は含まれず，褐変反応（3.3節参照）とは異なる。カラメルはプリン，佃煮などの着色料として用いられている。

（2） たんぱく質の加熱変化

ゆで卵，かまぼこ，ゼラチン，焼き肉，焼き魚などでは，それぞれのたんぱく質が加熱変性

表3.2 各種たんぱく質の凝固温度

たんぱく質	凝固温度（℃）
卵白アルブミン	56
ウシ血清アルブミン	67
牛乳アルブミン	72
ヒト血清グロブリン	75
牛乳β-ラクトグロブリン	70〜75
ヒトフィブリノーゲン	56〜64
ウサギミオシン	47〜56
牛乳カゼイン	160〜200

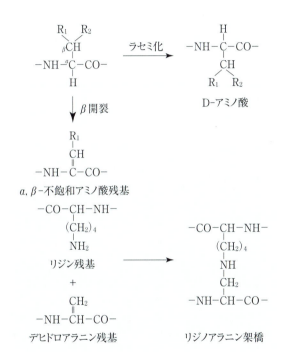

図3.12 アミノ酸残基のラセミ化およびリジノアラニンの形成

(2.3節参照) を起こしている (表3.2)。たんぱく質の変性は、たんぱく質の立体構造が崩れて凝集、凝固、沈殿、ゲル化、不溶化などの現象を引き起こし食品のテクスチャーに影響する。また、たんぱく質の変性は消化酵素の作用を受けやすくし、さらに消化酵素の阻害因子（大豆トリプシンインヒビター、卵白オボムコイドなど）を失活させるので栄養価が向上する。しかし、たんぱく質をアルカリで処理すると、アミノ酸のラセミ化および架橋（リジノアラニン）を形成し（図3.12）、たんぱく質の消化性が損なわれ、栄養価の低下を招く。また、糖が共存すると、褐変反応やアミノ酸の破壊などを起こしアミノ酸の損失は著しくなる。

温泉たまごは卵たんぱく質の熱凝固を巧みに利用した例である。すなわち、卵白は80℃で、卵黄は70℃で凝固するので、卵を65〜70℃で40〜50分間置くと温泉たまごが製造できる。

3.2.2 酸化による変化

　食品の脂質，ビタミン類およびフェノール類などは酸化されて，食品の品質を損なうことがある。酸化は一般的に空気中の酸素によって引き起こされるが，熱，光，金属，酸化酵素などの存在によって促進される。以下では，（1）脂質の酸化，（2）たんぱく質の酸化，（3）ビタミンの酸化について述べる。

（1）脂質の酸化

　脂質の酸化は，食品成分の変化のなかでも代表的な反応である。脂質が酸化すると，単に栄養性，物性，し好性を損なうばかりでなく，毒性を示す場合もある。脂質の酸化は，酸素による不飽和脂肪酸の酸化である。特に脂質の酸化が問題となるのは連鎖反応の自動酸化であり，この反応は基質（不飽和脂肪酸）が存在するあいだ進行する（**図 3.13**）。ここで生成したヒドロキシド（過酸化物）は不安定であり，さらに分解してカルボニル化合物を生成する。生成するカルボニル化合物は脂肪酸の種類によって異なるが，不快な匂いを発する。

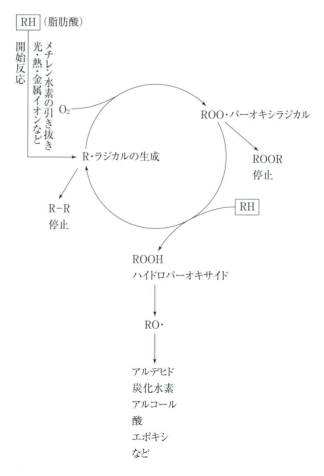

図 3.13 脂質の自動酸化

① 脂質の加熱酸化

揚げ物や炒め物のように油を高温（160～180℃）で加熱する場合の酸化は基本的には自動酸化と同じ反応が起こるが，高温であるために主要な反応は加熱による重合反応である。ヒドロペルオキシドは不安定であり 100℃以上の高温ではほとんどが分解し二次生成物に変化する。すなわち，各種のカルボニル化合物，アルコール，炭化水素および短鎖脂肪酸などの二次酸化生成物が生じ，さらに油脂を高温で長時間加熱すると不快な匂いや，泡立ち（かに泡），着色，粘度の上昇，発煙などの劣化現象が観察される。

② 酸化の防止

このような酸化を防止するためには，酸素を遮断する，酸化を触媒する金属元素や光を除く，酸化防止剤（抗酸化剤）を添加するなどがある。

（2）たんぱく質の酸化

たんぱく質中にはシスチンやシステイン残基に由来する S-S 結合や SH 基（チオール基）が存在する。SH 基を酸化するとペプチド鎖中に S-S 結合を生じる。これを還元すると SH 基を遊離する。このように S-S 結合および SH 基の共存下で酸化あるいは還元反応を行うとSH-SS 交換反応が起こる（図 3.14）。

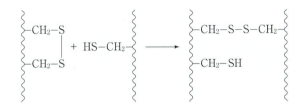

図 3.14　SH-SS 交換反応

（3）ビタミンの酸化

① ビタミン C

ビタミン C（L-アスコルビン酸）の水溶液は光，熱，酸素，そして酸化酵素によって酸化分解する。L-アスコルビン酸は還元型ビタミン C であり，酸化されて酸化型ビタミン C（デヒドロアスコルビン酸）になる。還元型と酸化型とは可逆的で生体内の酸化還元反応に役立っており，いずれもビタミン C の活性を有している。酸化型ビタミン C がさらに酸化すると，ビタミン C 活性のない 2,3-ジケトグロン酸になり，これはさらに分解して低分子化合物になる（図 3.15）。金属イオンの存在は酸化を促進し，温度や光の影響も強く受ける。キャベツ，きゅうり，なす，にんじん，かぼちゃなどには，L-アスコルビン酸を酸化する酵素，アスコルビナーゼが存在し，組織が傷つくと L-アスコルビン酸を酸化してデヒドロアスコルビン酸を生成する。一方，L-アスコルビン酸は強い還元力をもっているので，抗酸化剤として食品に添加され，酸化の防止，褐変の抑制，肉色の保持などに使われている。

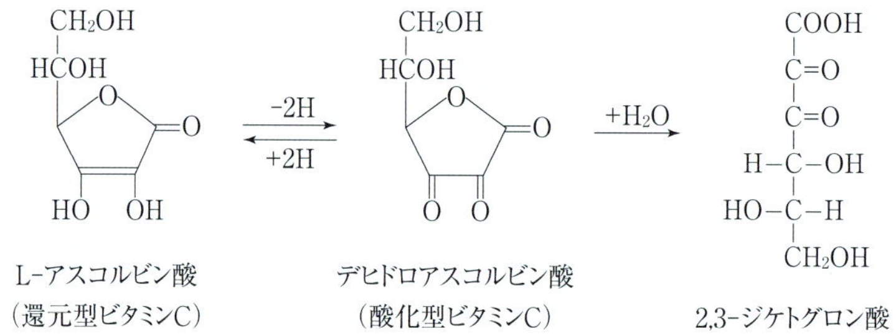

図 3.15 ビタミン C の酸化型および還元型

② ビタミン E

ビタミン E（トコフェロール）は熱に対しては安定であるが，容易に酸化される。ビタミン E は不飽和脂肪酸の酸化で生じたラジカルに水素を与えるので，油脂の自動酸化を防止する抗酸化剤となる。その際，ビタミン E はフェノール性水酸基が酸化されてラジカルになる（図3.16）。脂質の酸化で生じた過酸化脂質は生体の細胞膜を傷つけるが，ビタミン E は過酸化脂質の生成を防ぐので，バター，マーガリン，サラダ油などの油脂食品の抗酸化剤として用いられている。

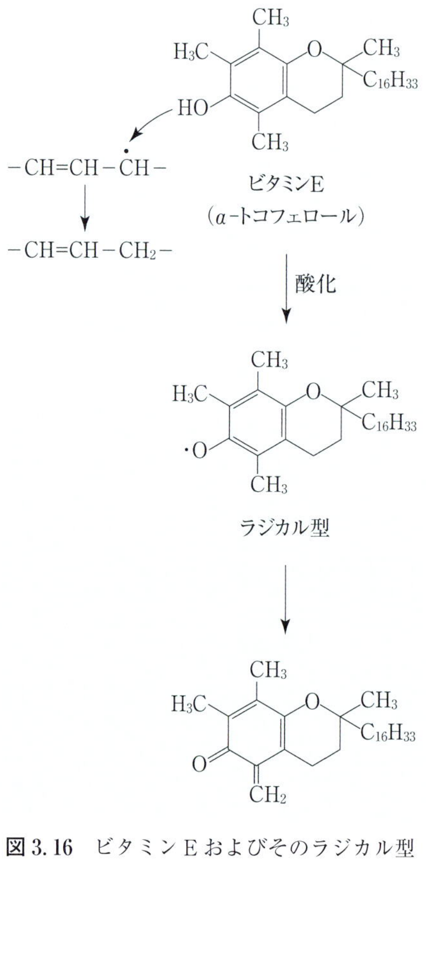

図 3.16 ビタミン E およびそのラジカル型

3.2.3 微生物と酵素による変化

発酵乳，みそ，しょうゆ，納豆，アルコール飲料，パン，漬物などは，微生物による発酵を利用して製造される発酵食品である。発酵とは，微生物の作用および微生物が分泌する酵素によって成分が変化することである。さらに，食品の製造にはさまざまな酵素が直接利用される場合がある。以下では，（1）微生物による変化，（2）酵素による変化について述べる。

（1）微生物による変化

食品の微生物による変化にはヒトにとって有益な場合と，有害な場合とがある。表3.3に示したような発酵食品にかかわっている微生物は有益であり，腐敗あるいは変質，さらに下痢症や腸炎などの食中毒を起こすような微生物は有害である。例えば，大腸菌は人の腸管内常在菌であり，通常は病原性をもたない。しかし，1996年には，病原大腸菌の一種である腸管出血性大腸菌O157による食中毒が発生して死者も出た。微生物は環境因子によってその生育に影響する。例えば，乾燥する，砂糖を多量に加える，pHを下げる，水分活性（2.1.3節参照）を調節するなどは，微生物の生育を抑えることができる。

表3.3 主な食品の微生物による成分変化

食品	微生物	主な食品成分の変化
日本酒	麹かび	でんぷんの糊化，たんぱく質の分解
	酵母	ぶどう糖 → アルコール（アルコール発酵）
みそ，しょうゆ	麹かび	たんぱく質の分解
	酵母	アルコール発酵
	乳酸菌	乳酸発酵
納豆	納豆菌	たんぱく質の分解，粘質物質の形成
食酢	酢酸菌	アルコール → 酢酸（酢酸発酵）
ヨーグルト	乳酸菌	乳酸発酵，風味の形成
チーズ	乳酸菌	乳酸発酵，風味の形成
漬物	乳酸菌	乳酸発酵
	酵母	アルコール発酵
パン	酵母	アルコール発酵，炭酸ガスの発生

（2）酵素による変化

食品の加工に各種の酵素を用いることがある（表3.4）。これらの酵素は，食品の素材に存在する場合は，食品素材の代謝に関係しているか，あるいは関係していないかである。しかし，動物を屠殺したり，植物を収穫したときに，屠殺および収穫の前とは異なった代謝が行われるか，あるいは存在する酵素が働くようになる。これによって食品の品質が決定する。酵素の活性は温度やpHによって変わる。加熱や強酸および強アルカリでは変性して活性を失う。また，酵素は作用を受ける物質を特定する性質がある（基質特異性）。酵素によっては補酵素を必要とする場合もある。

緑茶と紅茶は同じ茶葉からつくられるが，緑茶は緑色を保持しており，紅茶は発色している。これは，緑茶は茶葉を蒸して加熱すると酵素を失活するからである。一方，紅茶は加熱を

表 3.4　主な食品の酵素による成分変化

食　品	食品成分の変化（酵素）
りんご，じゃがいも，ごぼう，バナナなど	ポリフェノール → 褐変（ポリフェノールオキシダーゼ）
紅茶	ポリフェノール → テアフラビン（褐色）（ポリフェノールオキシダーゼ）
大豆（青豆臭）	リノール酸 → ヘキサナール（大豆リポキシゲナーゼ）
わさび（辛味）	シニグリン → アリルイソチオシアナート（ミロシナーゼ）
肉のうま味	線維たんぱく質 → アミノ酸，ペプチド（カテプシン）
チーズ（凝固）	カゼインの凝固（キモシン）

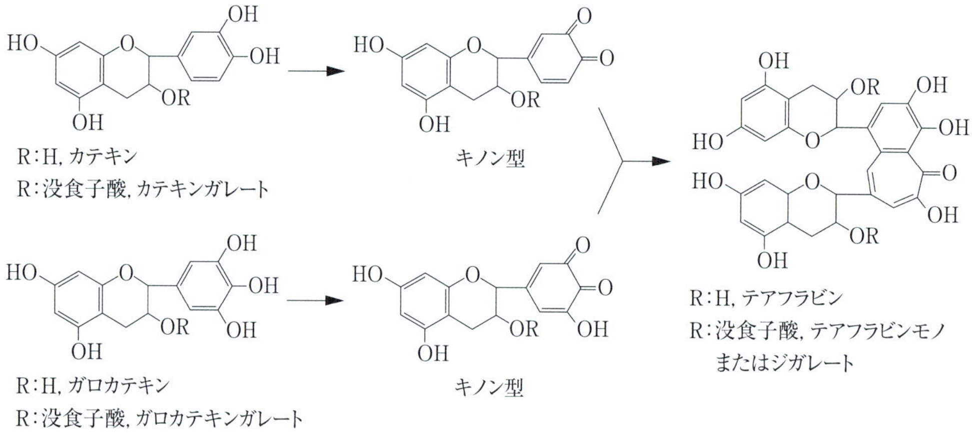

図 3.17　紅茶の製造工程における着色

せず酵素（ポリフェノールオキシダーゼ）が十分働くため，紅茶に含まれるカテキン類が酵素により酸化重合して赤色のテアフラビン類に変化する（図 3.17）。

牛乳のカゼインたんぱく質は，$α_{s1}$-カゼイン，$β$-カゼインおよび $κ$-カゼインの 3 種がカゼインミセルを形成している。この場合，$κ$-カゼインはミセルを形成する上で重要である。チーズの製造は仔牛の第 4 胃からとれるキモシンによって，$κ$-カゼインのペプチド結合（Phe-Met）を切断してミセルを破壊し，共存する Ca イオンとともにカゼインが凝固してカードが形成する（図 3.18）。

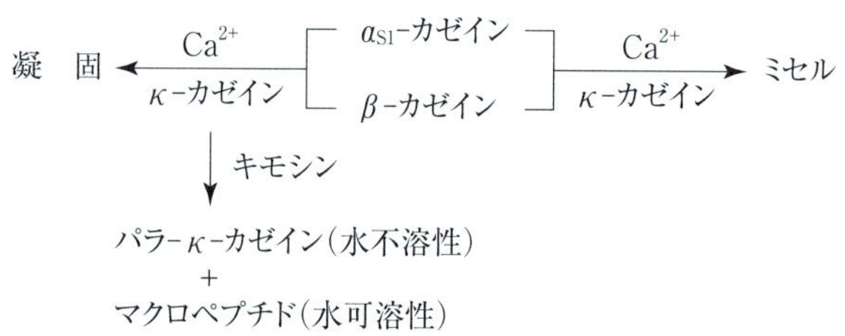

図 3.18　キモシンによるカゼインの凝固

生の大豆には匂いがないが，すりつぶして豆乳にすると青臭い匂いが発生する。これは，大豆の油に含まれるリノール酸が酵素（リポキシゲナーゼ）によって酸化されて過酸化物を形成し，さらに分解してカルボニル化合物であるヘキサナール（青豆臭）を生成するためである。

3.3　成分間反応

多くの食品に見られる食品成分間反応の代表が，非酵素的褐変（browning）反応である。調理加工時の加熱に伴う食品の変色は多くの食品に普通に起こり，パン，焼き菓子，しょうゆなど，褐変と同時に特有の匂いを伴うことも多い。おもにアミノ基とカルボニル基間の反応によることから，アミノ-カルボニル反応，または研究者の名をとってメイラード反応（マイヤール反応）とも呼ばれる。アミノ基（主としてアミノ酸やたんぱく質由来）とカルボニル基（主として還元糖のカルボニル基）が化学反応を起こし，活性な中間体をいくつか経て褐色の高分子物質（メラノイジンと呼ばれる褐色色素）にまで重合していく反応である。反応経路，反応生成物に関してはまだ未解明な点もあるが，現在考えられる反応経路の全体を図3.19に，グルコースとアミノ酸を例に初期反応の様子を図3.20に示す。グルコースを例にとると，初期はグルコースの部分的にプラスに荷電したカルボニルの炭素原子にアミノ基が求核反応を起こして窒素配糖体を形成し，これが一部アマドリ転位を起こしアマドリ転位生成物に変わっていくが，転移生成物中間体はレダクトン類（還元性を示すエンジオール構造となりうる化合物）でありエナミノールの場合も脱アミノ反応を起こしエンジオールからジカルボニルとなりうるのである。中期には生成したジカルボニル間で縮合を起こし，またジカルボニルがアミノ基とさらに反応し，ストレッカー分解を起こしたり縮合したりする。反応性の高い中間体としてジカルボニルに変わりうるレダクトン類は，エンジオール構造をもつものと，アミノレ

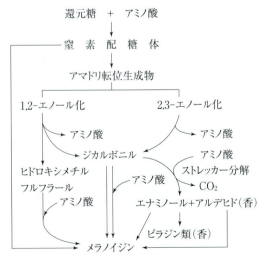

図3.19　褐変反応系

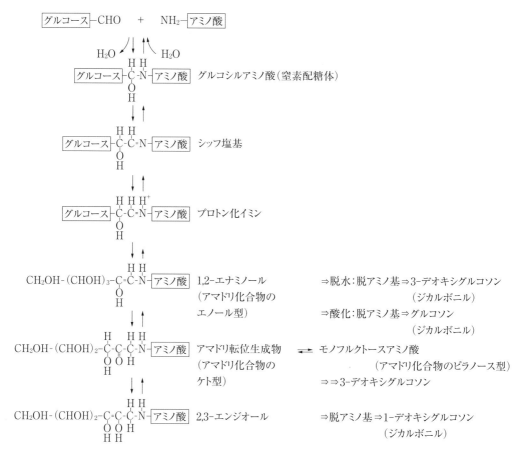

図3.20 グルコースとアミノ酸による褐変反応初期反応

ダクトン構造をもつものなどがある（図3.21）。還元糖もその α-ヒドロキシカルボニル構造がアルカリ性で1,2-エノール化を起こしてエンジオール構造をとる。エナミノールは，還元糖がアミノ基一つと結合しエンジオール構造の水酸基が一つだけアミノ基に変わったもので，エンジアミンはアミノ基二つと結合した結果二つとも変わったものであり，還元糖がアミノ基と反応するとアミノレダクトン構造をもつことからも，還元糖は褐変反応を起こしやすい。両者とも酸化されるとより反応性が高い α-ジカルボニルに変わり，ジカルボニル間でまたアミノ基と反応し褐変反応がより進む。中期で生成したさまざまな中間体が縮合反応を繰り返し，終期段階でメラノイジンとなるが，酵素的褐変反応も酵素反応によって基質ポリフェノールが酸化を受けジカルボニルとなって縮合が進むものである。

　反応は中性付近で大きいが，アルカリ性で還元糖自身がエンジオール構造をとるようになるので褐変反応自体はアルカリ性でさらに進む。水分活性は高くても低くても褐変反応は低下する。酸素が中間体レダクトンの酸化を促進し褐変が進むが，酸素がない状態でも褐変反応自体は進む。そして褐変反応は化学反応であるので高温でより反応が進むため，加熱処理を伴う食品の調理加工では褐変反応は防ぎにくいが，ポテトチップスの原料じゃがいもの還元糖を温

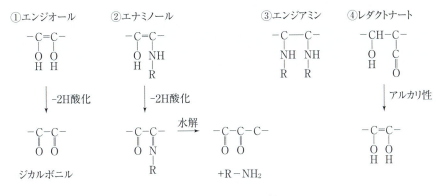

図 3.21　レダクトン類

度を上げて減らすなど，糖とアミノ酸のうちどちらかを減らす試みがなされることがある。

　初めに述べたように褐変反応は匂いをあわせもつことが多い。中間体のカルボニル化合物や，その他の低分子物質，ストレッカー分解で生成するアルデヒドや，エナミノールが 2 分子縮合したピラジン類がそれにあたり，カラメル臭のマルトールやフラノン類，コーヒーの匂いも褐変反応物質によっている。褐変反応による色，匂いは好ましくない場合も多い。単に不快な色や匂いがつくというだけではなく，たんぱく質のアミノ酸残基が反応するとアミノ酸が壊れたことになり栄養価の低下が起こると同時にたんぱく質の重合による不溶化が起こり，消化率も低下するという食品栄養面からの問題も引き起こすことになる。また酸化脂質はアルデヒドやケトン，さらには 2-エナールや 2,4-ジエナールを含みこれらが褐変を引き起こすから，脂質の酸化は褐変からも防ぐべきことである。

　アミノ酸と糖はどこにでも見られるものであり，土壌の土の色も褐変反応物質と考えられているが，ヒトの体内でもアミノ-カルボニル反応が起こっていることが確認されており，糖尿病合併症としての失明や各種疾患はもとより，老化の原因の一つにも非酵素的褐変反応があげられていることは注目すべきであろう。

第4章 食品の安全と衛生管理

キーワード 自然毒,残留農薬,HACCP
課　題 ①植物性自然毒にはどのようなものがあるか。
②冷蔵と冷凍の長所・短所は何か。

4.1 食品の有毒・有害成分

　食品中の有毒・有害成分には,天然に存在する自然毒のほか,微生物によって生成されるもの,重金属類,農薬,ダイオキシン類の食品への蓄積がある。

4.1.1 植物性自然毒

（1）きのこ類

　日本に自生する有毒きのこは,ツキヨタケ,クサウラベニタケ,テングタケ,ドクササコなどのきのこであるが,きのこの種類により含有する有毒成分や中毒症状は異なる（表4.1）。2006～2015年の食中毒発生状況ではきのこ中毒の約50％は,シイタケやヒラタケに似ているツキヨタケによる。

表4.1　毒きのことその有毒成分

種　類	有　毒　物　質	中毒症状など
ツキヨタケ	イルジンS,イルジンM	食後30分～1時間程度で嘔吐,下痢,腹痛などの消化器症状
クサウラベニタケ	溶血性たんぱく,コリン,ムスカリン,	嘔吐,下痢,腹痛などの消化器症状
テングタケ	イボテン酸,ムシモール,ムスカリン類	食後30分で嘔吐,下痢,腹痛などの消化器症状,神経系症状
ドクササコ	アクロメリン酸,クリチジン	食後6時間から1週間後に末端紅痛症
カキシメジ	ウスタリン酸	食後30分～3時間後に頭痛,消化器症状
ニガクリタケ	ファシキュロール	食後3時間程度で激しい消化器症状,重症の場合は脱水症状,アシドーシスなど
カエンタケ	トリコテセン類	食後30分から,発熱,悪寒,嘔吐,下痢,手足のしびれ,消化器不全,脳神経障害により死に至る場合がある

（2） じゃがいも

未熟なじゃがいもや芽の部分ならびに緑色部にアルカロイドのソラニン類（ソラニン，チャコニン）が含まれている。加熱によって分解されにくいため調理に際して皮や発芽部分，緑色部分を十分に除去することが必要である。

（3） 青酸を生成する食品

植物には青酸配糖体を含むものがあり，組織の酵素によって有毒な青酸を生成する。表 4.2 に特に含有量の高いものについてまとめた。

表 4.2 青酸配糖体を含む植物性食品

食 品 名	青酸を生成する成分	備 考
青　　梅	アミグダリン	消化不良。大量摂取の場合シアン中毒症状が発現する場合がある
ビルマ豆	リナマリン	製あん原料として輸入される よく煮て水洗することが必要
キャッサバ	リナマリン	加熱，水洗で除かれる

（4） その他

近年，スイセンの葉をニラやノビルと間違えて喫食し，アルカロイドのリコリンやタゼチンの毒成分の作用により嘔吐，下痢，頭痛を引き起こすなどの中毒例や，イヌサフランの球根をじゃがいもやたまねぎ，にんにくと間違えて食べて，毒成分のコルヒチンにより嘔吐，下痢，呼吸困難になり死亡した例もある。ぎんなんには，4-O-メチルピリドキシンがあり，ビタミン B_6 の作用を阻害する作用がある。

4.1.2　動物性食品の自然毒

（1） フグ毒

毒成分はテトロドトキシンであり，フグの種類により毒の存在場所や強さは異なり（表 4.3），また季節によっても変動する。毒は有毒プランクトンから食物連鎖によって蓄積する。

表 4.3 ふぐの毒の存在部位と強さ

種　　類	卵巣	精巣	肝臓	皮	腸	肉
トラフグ	強	無	強	無	弱	無
マフグ	猛	無	猛	強	強	無
ショウサイフグ	猛	弱	猛	強	強	無
クサフグ	猛	弱	猛	強	猛	無
サバフグ	無	無	無	無	無	無
コモンフグ	猛	強	猛	強	強	無
アカメフグ	強	無	強	強	弱	無

猛：猛毒，10 g 以下で死亡。　強：強毒，10 g 以下では死なない。
弱：弱毒，100 g 以下では死なない。　無：無毒。
（橋本芳郎：「魚介類の毒」，塩見一雄，長島裕二：「海洋動物の毒」，厚生労働省ホームページ：自然毒リスクプロファイル魚類：フグ毒を参考に作成）

（2） 貝類の毒

ムラサキイガイ，ホタテガイ，アサリ，マガキなどの二枚貝に見られる麻痺性貝毒は，貝が有毒プランクトンを摂食することで毒化する。フグ毒にならぶ強力な神経毒で，毒成分はサキシトキシン，ネオサキシトキシン，ゴニオトキシンなどである。また巻貝では，ツブ貝の唾液腺にテトラミン，バイ貝にはテトロドトキシンによる中毒が知られる。

（3） シガテラ

熱帯および亜熱帯海域の主にさんご礁の周辺に生息する魚に見られる。バラフエダイ，イッテンフエダイ，オニカマス，ドクウツボ，バラハタ，イシガキダイなどがあり，毒成分はシガトキシンおよび類縁化合物である。

4.1.3 変異原性物質

細胞の遺伝子に損傷を与え突然変異を誘発する物質を変異原性物質というが，天然の食品に存在するほか，食品を加熱調理することで生成する（図4.1）。また，わらびにはプタキロサイド，ふきのとうにはベタシテニンと呼ぶがん原性物質があるが，あく抜きにより除去できる。ハムなどの発色剤として使用する亜硝酸は，肉や魚の第二級アミンと反応してがん原性のニトロソアミンを生成する。

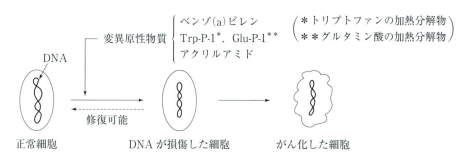

図4.1　変異原物質とその作用

4.1.4 微生物によって生成する有毒物質

サバ，イワシ，サンマなどの赤身魚の肉にはヒスチジンが多く，細菌のヒスチジン脱炭酸酵素によりヒスタミンとなる。ヒスタミンを多く含む魚を食べて，5分から1時間後にじんましん，顔面紅潮，頭痛などの症状を呈するアレルギー様食中毒を起こす場合がある。

また，かびが産生する有毒物質のかび毒（マイコトキシン）は300種類以上あるが，そのうちのアフラトキシンは，微量で肝臓がんを誘発する。日本では，輸入のピーナッツ，ピーナッツバター，飼料などで発見されることがあり，十分注意が必要である。

4.1.5 残留農薬および環境汚染物質

農作物の収穫後に残った農薬を残留農薬という。これらの農薬，飼料添加物，動物用医薬品

については残留基準が設定されている。農薬などが基準値を超えて残留する食品の販売，輸入などは，食品衛生法により，禁止されている（ポジティブリスト制度）。

環境汚染物質とは，生活環境中に放出され，生物に悪影響を及ぼす可能性のある物質をいう。ポリ塩化ビフェニル（PCB），水銀，有機スズ化合物，焼却炉や産業廃棄物の野焼きなどで生成するダイオキシン類などによる食品の汚染がある。

4.1.6 異常プリオン

プリオンはたんぱく質の一種で，正常プリオンと，BSE（牛海綿状脳症）の発症の原因となる高次構造が異なる異常プリオンがある。牛の神経の多い部位である眼球，脳，脊髄，回腸遠位部に異常プリオンが多い。これらの入った肉骨粉を飼料として牛に与えることで，牛から牛にBSEが伝染する。異常プリオンが人体に入った場合，変異型クロイツフェルト・ヤコブ病の発症と関係があるとされている。しかし異常プリオンについてはまだ不明の点が多い。

4.2 食品の衛生管理

4.2.1 殺菌技術

食品の保蔵のために，腐敗菌や病原菌などの微生物の管理が重要である。食品を加熱処理することで，あわせて殺菌処理もできる。食品の品質を損なわないために非加熱的な殺菌処理が検討されている（表4.5）。

表4.5 食品の殺菌方法

殺　菌	種　　類
加熱殺菌	湿熱殺菌，乾熱殺菌
非加熱殺菌	冷凍，加圧二酸化炭素マイクロバブル，高電圧パルス電界・放電，衝撃波，ガスプラズマ，放射線，紫外線，赤外線，近紫外線発光ダイオード，酸性電解水，次亜塩素酸水，オゾン水

4.2.2 食品の品質判定

食品材料の鮮度の良否を的確に判定することは，食品の衛生管理に重要である。食品材料の鮮度，品質などの判定法には官能試験，化学的試験，微生物学的試験がある。さらに，食品の品質を近赤外光を利用し非破壊的に判定する方法などもある。食肉や魚肉の安全性の評価技術のうち，鮮度や腐敗指数をセンサー技術を応用して測定することができる。

4.2.3 HACCPによる食品の衛生管理

HACCP（Hazard Analysis and Critical Control Point）は，危害分析重要管理点であり食品の安全確保の方法である。1）食品の製造・加工工程のあらゆる段階で発生する恐れのある

微生物汚染などについての危害をあらかじめ分析し，2）この分析結果に基づいて安全性が確保された製品を得るための対策を定める，3）これが守られているかどうかについて連続的に監視することで，安全を確保する衛生管理の方法である。

4.2.4　BSE対策

BSEの疑いのない安全な食品を供給するため，日本でとられている対策には次のようなものがある。24ヶ月齢以上のうち，生体検査において神経症状が疑われる場合や全身症状を呈するものについてBSE検査を実施する。と畜場でBSE感染の特定危険部位である30ヶ月齢超の頭部（舌・頬肉・皮以外），脊髄，脊柱と，全月齢の扁桃，回腸遠位部を除去して焼却する。BSEの主な感染源とされている肉骨粉などは，すべての国からの輸入および牛用飼料への利用を禁止している。

また，牛がいつ，どこで生まれ，どこで育てられ，食肉処理されたか，生産から流通・消費までの1頭1頭の個体識別情報を明らかにしたトレーサビリティー制度が運用されている。

4.3　食品の保蔵技術

4.3.1　水分活性の調整

食品の保蔵性と水分との関係は，全水分量としてではなく，水分のうちの自由水を基準にして考えることが必要である。微生物は自由水が減少する，すなわち水分活性が低下することによって発育が阻止される（図4.2）。水分活性を低くする方法には，乾燥によって自由水を除くほか，食塩や砂糖を加える方法がある。これらは塩蔵，糖蔵と呼ばれる。

4.3.2　低温貯蔵

食品の品質劣化の主な原因となる酵素作用，化学反応や微生物の生育には，温度が大きく関

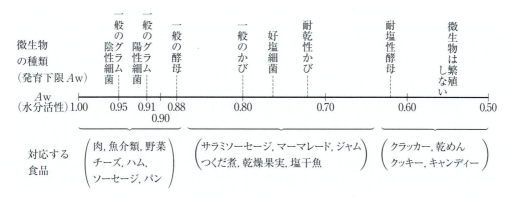

図4.2　微生物の発育限界水分活性と食品の水分活性

係する。食品を高温で加熱して貯蔵するほか，低温に貯蔵することで，食品の劣化が抑えられる。低温貯蔵には，食品の水分を凍らせない範囲の温度に冷却する冷蔵法と，食品の大部分の水が凍るまで冷却して貯蔵する冷凍貯蔵などがあり，目的に応じて使用される（表 4.6）。

表 4.6　低温による保蔵技術

低温の種類	効　果	備　考
冷蔵（0℃～10℃）	微生物の生育や酵素作用の阻害	長期間の保蔵は困難。野菜，果実では低温障害を起こすものがある。
冷凍（-18℃以下）	微生物の生育，酵素作用，化学反応を阻止する	長期間食品の鮮度を保持できる。野菜，果実は冷凍保存ができない場合が多い。長期間の保存で品質低下が起こることがある。
適冷温	冷蔵より低く，冷凍より高い，個別の食品に最適な温度を適用	氷温，パーシャルフリージング，チルドは-5～5℃（日本）の保存をいう。

4.3.3　CA 貯蔵

酸素の濃度を空気の約 10 分の 1，炭酸ガス濃度は約 100 倍の環境を機械的に作り，青果物の呼吸作用を抑制して貯蔵する技術を CA（Controlled Atmosphere）貯蔵という。

4.3.4　pH の調節

微生物の生育には適した pH があり，一般の細菌は中性付近でよく生育し，pH が 4 以下また 9 以上では死滅したり活動が弱まる。野菜や魚介類の酢漬け，乳酸菌が生成する有機酸など食品の保蔵に利用されている。食品をアルカリ性にして保存性を高めることは，ピータンやあくまきの例があるが概して味が悪くなるので一般的ではない。

4.3.5　食品添加物の利用

食品衛生法で使用が定められている食品添加物を加えて，食品の保存性を高める（表 4.7）。

表 4.7　食品の保蔵性を高める食品添加物

種　類	目的と効果	食品添加物
保存料	細菌などの発育を抑制して食品の保存性をよくする	ソルビン酸，ソルビン酸カリウム，しらこたんぱく抽出物（プロタミン）
防かび剤	柑橘類などのかびの発生を防止	オルトフェニールフェノール，ジフェニル
酸化防止剤	油脂などの酸化を防ぎ保存性をよくする	エリソルビン酸ナトリウム，ビタミン E

4.3.6　放射線の利用

食品にガンマー線や加速電子線のような放射線を照射して保蔵期間を延ばしたり衛生的な食品をつくる技術である。実用上 X 線，^{60}Co が利用可能である。日本では，じゃがいもの発芽防止にのみ許可されている。

第5章 食品の物性

キーワード　ゾル，ゲル，粘弾性
課　題　食品のし好性におけるテクスチャーの重要性は何か。

5.1 コロイド

5.1.1 コロイドとは

　ある媒質中に他の物質が細かい粒子となって分散している系を分散系といい，媒質を分散媒または連続相，分散している粒子を分散相または分散質という。

　分散系で，粒子の大きさが通常 1 nm（ナノメーター，10^{-9} m）から 100 nm（10^{-7} m）程度の場合をコロイド分散系という。分散している粒子がコロイドよりも小さい場合は，分子・原子・イオンのサイズになり，この状態を真の溶液という。また，コロイドよりも大きな粒子が分散している場合は濁っているので懸濁液ともいう。分散相の粒子の大きさによって系の性質が異なり，特にコロイドは，透明な溶液のように見えるが結晶ができない，濾紙は通過するが半透膜は通過しないなど，特異な性質が見られる。食品には，たんぱく質や多糖類などの高分子溶液のような，コロイド分散系の例は多く見られる。

5.1.2 食品分散系の分類

　食品は不均一な混合物質であり，ほとんどのものが分散系と考えられる。食品がどのような状態で分散しているかを考えることは，その食品のテクスチャーやレオロジーを考える上で重要である。表5.1に食品分散系の分類を示し，主な分散系について以下に説明する。

　（1）エマルション

　水と油のように，互いに溶け合わない2液体の一方に，他方が微小な液滴となって分散している状態をエマルションといい，分散状態になることを乳化という。エマルションは，水相，油相，乳化剤からなり，水中油滴型（O/W型）と油中水滴型（W/O型）がある。生クリーム，マヨネーズ，卵黄はO/W型エマルション，バター，マーガリンはW/O型エマルションである。

表5.1 食品分散系の分類

分散媒＼分散相	気体	液体	固体
気体	—	エアロ・ソル 香りつけのスモーク 雲，霧	粉体 小麦粉，でんぷん 煙
液体	分散泡 　ソフトクリーム 　ホイップクリーム 泡沫 　ビールの泡	エマルション O/W型エマルション 　生クリーム，卵黄 　マヨネーズ W/O型エマルション 　バター，マーガリン	サスペンション 　ジュース，みそ汁 ゾル 　卵液，寒天溶液 ゲル 　ゼラチン，寒天
固体	キセロゲル 　パン，クッキー 　スポンジケーキ 　凍り豆腐	煮物類 吸水膨潤した凍り豆腐	各種冷凍食品

（2）サスペンション（懸濁液）

液体中に固体微粒子が分散した系で，粒子の大きさはいわゆるコロイド粒子から肉眼で見える大きさまでを含む。分散粒子は重力の作用で沈降するので，分散状態を比較的長く保つためには，粒子を微細にしたり分散媒に粘度をつけるなどの工夫が必要である。

（3）ゾル

分散媒が液体で，流動性をもつコロイド溶液をゾルという。分散媒が水の場合をハイドロゾル，水以外の有機溶媒の場合をオルガノゾル（非水ゾル）という。寒天溶液，卵液，でんぷん糊液など，食品はほとんどがハイドロゾルである。

（4）ゲル

ゲルとはゾルが流動性を失った状態，あるいは多量の溶媒を含んだまま，固体のように一定の形を保持する状態をいう。ゲルには寒天，ペクチンゼリーのような多糖類系ゲルと，ゼラチン，ゆで卵，カスタードプディングのようなたんぱく質系ゲルがある。これらのゲルは直鎖状高分子が絡み合ったり，分子間架橋などにより，3次元網目構造が形成され，網目の中に水が保持されて形を保つことができる。

5.2 レオロジー

5.2.1 レオロジーとは

物体に力を加えると，"変形"したり"流れ"たりする。このような力と変形の関係を時間変化とともに解析するのがレオロジーである。レオロジーによる解析では，粘性率や弾性率のような力学的な物性値が測定される。

5.2.2　食品のレオロジー

　食品は，口中で咀嚼され唾液と混ぜられて飲み込まれる，という性質上，水分をたくさん含んだ軟らかいものが多い。したがって，固体のように見えても半分液体のような半固体状態のものが多く，これらは物性的にも，固体の性質である弾性と液体の性質である粘性の両方をもった粘弾性体であることが多い。

（1）　弾性と粘性

　弾性とは固体の性質で，力を加えるとバネのように瞬時に変形するが，力を除くと再び元にもどる性質をいう。粘性とは液体の性質で，力を加えると流れてしまい，元の形にはもどらない性質をいうが，流れ方によってニュートン流体と非ニュートン流体に分類される。食品にはいろいろな粘性が見られる。

①　ニュートン流体

　水，シロップ，サラダ油のように，低分子で比較的単純な組成の液状食品は，温度と圧力が一定であれば，常に一定の粘度を示す。このようにずり速度*にかかわりなく一定の粘度を示す流体をニュートン流体という。ニュートン流体では，ずり速度とずり応力**は比例関係にある。

② 　非ニュートン流体

　たんぱく質などの高分子溶液や，エマルションやゾルなどのコロイド分散系は，ずり速度とずり応力に比例関係が成立しないので，非ニュートン流体という。

（2）　粘弾性

　粘弾性とは，外力に対する応答が粘性と弾性の重なり合った形で表れる性質である。例えば，つきたてのもちは指で押さえるとへこみ，指をはなすと少し元にもどるがへこんだ部分も残る。パンのドウは引っ張ってはなすと一部元にもどるが，ゆっくり引っ張ると伸びたままで元にもどらない，などの性質である。図5.1に粘弾性の代表的な要素模型を示す。

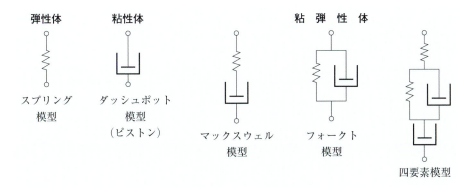

図5.1　粘弾性の要素模型

＊：流体の速度
＊＊：流体に外力を加えたときに生じる抵抗力

粘弾性の測定法は静的方法と動的方法の2種類に分けられる（**図5.2**）。静的方法にはクリープ測定と応力緩和測定がある。クリープ測定とは，一定応力を与えて歪みの時間的変化を測定する方法である。応力緩和測定とは逆に，一定歪みを与えて応力の時間的変化を測定する方法である。動的粘弾性測定法とは，粘弾性体に振動を与えて，歪みや応力を周期的に変化させて測定する方法である。これらの測定によって，物質の粘性や弾性の構造を解析する。

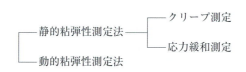

図5.2　粘弾性の測定法

（3）可塑性

塑性ともいい，小さな応力に対しては固体のような弾性を示して形を保つが，ある応力以上で流動を始める性質をいう。その限界応力を降伏値という。すなわち，粘土のようにこねたりひねったりして自由に形を作って，その形を保つことができる性質である。食品では，小麦粉ドウを伸ばして皮にする，まんじゅうのあんを包み込む，ホイップクリームを絞り出してケーキのデコレーションをする，などは可塑性を利用したものである。

5.3　テクスチャー

テクスチャー（texture）は，ラテン語のtexo（テクソ，織りなす）を語源としており，古くから食品ばかりではなく，織物や絵画，建築などにも用いられ，きめの細かさや手ざわりなどの質感，微細な構造や組織などを表す言葉として広く使われている。

食品のテクスチャーは，主として口中で感じられる化学的な味（香り，味，風味）を除いた物理的性質で，その食品の組織や構造のようなマクロな状態に由来して感じられる感覚である。すなわち，口中に入れたときの口当たり，咀しゃく中のかみごたえ，飲み込むときののどごしなどによって起こる，かたい，やわらかい，なめらかな，もろい，ざらつく，などの感覚である。これらの感覚は主に口中の触覚によって感じるが，食べる前の外観やはしやスプーンなどでさわった触感，さらに咀しゃく中の音なども大きく影響している。このように食品のテクスチャーは触覚だけではなく視覚や聴覚まで関与した総合的な感覚である。

5.3.1　テクスチャーの測定

テクスチャーは咀しゃくを伴う感覚なので，食品の変形は大変形から破壊に達する。このような性質の測定にはテクスチャー特性がある。人間の咀しゃくを模したテクスチャー測定機器を用い，プランジャーの上下運動を2回繰り返して，試料を変形・破壊して記録曲線を得る。その測定値から食品の硬さ，凝集性，付着性，もろさ，ガム性，などを求める。

第6章 食品各論 —成分から加工まで—

キーワード　エネルギー源となる食品：穀物，いも類，油脂類
　　　　　　　たんぱく質源となる食品：豆類，魚介類，肉類，乳類，卵類
　　　　　　　ビタミン・ミネラル源となる食品：野菜・果実類，藻類
　　　　　　　その他の食品：菓子類，し好飲料類，調味料・香辛料
　　　　　　　食品加工の目的：栄養性・し好性・安全性の向上

課　　題　① 大豆を加工すると，栄養性，し好性，安全性にどのような効果があるか述べよ。
　　　　　　② 牛肉，豚肉，鶏肉の栄養素の相違を述べよ。
　　　　　　③ 牛乳，乳製品の規格にはどんなものがあるか述べよ。
　　　　　　④ 野菜と果実の栄養の類似点と相違点を述べよ。

6.1　穀　類

　昔から五穀豊穣ということばがあるが，この五穀とは米，麦，きび，あわ，豆である。現在の日本では，米，麦以外はほとんど栽培されなくなった。

6.1.1　米

　米は，イネ科の稲の種実を利用するものである。イネには亜種があり，日本型（ジャポニカ）とインド型（インディカ）に分けられる。また，両者の中間型としてジャワ型（ジャワニカ）を分類することもある。
　日本型の稲は米粒が短い短粒種であり，インド型の稲は長粒種である。また，でんぷん中のアミロースの割合が異なり，日本型はアミロースが15〜20％であるが，インド型は20％を超える。そのために日本型の米は炊飯したものに粘り気があり，インド型はぱさつきがある。
　（1）　米の成分
　乾燥後の米の水分は15％と乾燥しており，保存性が高い。炭水化物は75％を占め，ほとんどがでんぷんである。そのために主食として利用される。たんぱく質は7％程度であるが，穀類のたんぱく質としての共通的特徴であるリジンの割合が少ない。そのためにアミノ酸価は64（1985年FAO/WHO/UNUアミノ酸評点パターン）と低い。ビタミンはA，Cは含んでおらず，B群を含む。ただし，とう精をした精白米では，低く，糠を残した玄米や，胚芽を残し

た胚芽米では多い。

米の特徴的成分としていくつかが知られている。γ-オリザノールは糠に含まれる高級アルコールのエステルで，成長促進や，更年期障害緩和作用がある。

米の粒は通常白色であるが，着色をした米がある。胚乳の表面が赤い赤米と，胚乳の内部まで紫黒色の紫黒米がある。赤米の色素はタンニン系色素であり，紫黒米の色素はアントシアニン系色素である。いずれもポリフェノールであるので，体内での抗酸化作用が期待される。

（2） 米の食味

炊飯米は味が薄いものであるから，米のおいしさは飯の粘弾性が大きな部分を占める。米の粘弾性はでんぷんの性質で決まる。アミロースの割合が高いと米はぱさつき食味は低下する。たんぱく質含量が高いとやはり米はぱさつく。ミネラルのマグネシウムの割合がカリウムに比較して多いと良食味になる。また，飯のほのかな甘味は炊飯の過程ででんぷんから生成するオリゴ糖が原因である。

米を貯蔵しておくと，食味は低下する。原因は，米に含まれる脂質，とくにリノール酸の酸化である。酸化脂質はでんぷんと結合して飯をぱさつかせる。

（3） 米の流通

現在，日本は，すべての水田で米を栽培すると消費量を大幅に上まわってしまうので減反政策が取られている。収穫された米は，大部分は民間業者によって取引される。これを民間流通米という。検査を受けるか受けないかは自由だが，検査を受けないと銘柄，産地，産年の表示はできない。この他に，政府が直接買い入れる米があり，これは，不作のときの備蓄用に保管される。一定期間保管後は，市場に売却される。

（4） 米の加工

● とう精

収穫された米粒は，もみ殻で被われているので，まずもみ摺りといってもみ殻を除く。もみ殻が除かれた米粒は胚乳と胚芽とそれを被う糠層から成る。糠や胚芽には栄養分は多いが，食感が悪いので除く。この操作をとう精あるいは精白または精米という。とう精には図6.1のような精米機が用いられる。とう精の原理には，米粒どうしを擦り合わせて糠を除く圧力式と，金剛製のローラーで糠を削り取る研削式がある。現在の主流は，両者を組み合わせたコンバイン式である。また，胚芽部分を残した胚芽精米や，糠を完全に除いた無洗米がある。糠を完全に除くには，糠自身の粘着性を利用する方法や，水で洗い流す方法が考案されている。

● 発芽米

玄米を数 mm 程度発芽させたもの。グルタミン酸の一部が γ-アミノ酪酸に変わっている。γ-アミノ酪酸は健康効果があることから健康志向食品として利用されている。

● 米の加工品

米の加工は，粒のまま利用するものと，粉にして利用するものがある。粒のまま利用する代表は，もちである。アミロース含量が低いもち米を蒸してから，きねでついて伸ばしたものである。あられやせんべいは，もち生地を成形して焼き上げたものである。焼くときに急速に水

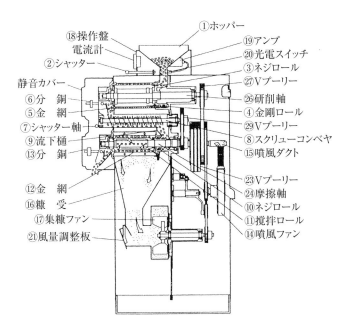

図 6.1　コンバイン型精米機

を脱水するので，でんぷんが糊化（α化）しているので，そのままで食べられる。

粉にして利用する場合は，原料米がもち種かうるち種か，また，粉にする前に加熱してでんぷんを糊化するか，加熱をしないで糊化しないかで，さまざまな製品ができる（表 6.1）。生でんぷん型は，製品に加工した後，あらためて加熱する必要がある。

米は，みそ，しょうゆや清酒などの発酵食品の原料としても利用される。

表 6.1　米粉の種類と用途

区　分	原料米	種　類	用　途
生粉製品 （生でんぷん型）	もち米	白玉粉 もち粉（求肥粉）	もちだんご，しるこ，求肥，大福もち 〃
	うるち米	上新粉（上用粉）	だんご，すあま，柏もち，草もち，ういろう，かるかんまんじゅうなど
糊化製品 （糊化でんぷん型）	もち米	寒梅粉（焼みじん粉） みじん粉（上早粉） 落雁粉（春雪粉） 道明寺 上南粉	押菓子，豆菓子，製菓用，糊用，重湯用 和菓子 落雁 桜もち，おはぎもち 玉あられ，桜もち，椿もち，おこし，天ぷら衣用など
	うるち米	みじん粉（並早粉） 上南粉 乳児穀粉（アルファ化米粉）	和菓子 和菓子 乳児食，重湯

6.1.2 小麦

　小麦は世界で最も多く生産されている穀類である。比較的乾燥した冷涼な気候が栽培に適しており，日本を含む東南アジアでは栽培が少ない。そのために，日本は，パンやめん用に大量の小麦を輸入している。

　小麦は図6.2に示すように，穀粒の断面がハート型をしており，外皮が離れにくい。そのために米のようにもみ摺りによってもみ殻を除くことができない。そこで，外皮がついたまま粉にして，その後に外皮と胚乳を分ける。この過程を製粉という（図6.3）。

　製粉にあたっては，水分含量を調節した小麦をロール機により粉砕する。粉砕された粉をピュリファイヤーによって外皮の粉（ふすまという）と胚乳の粉（セモリナという）に分ける。ピュリファイヤーの原理は風選で，風の力により軽いふすまと重いセモリナを分別する。セモリナはさらに，シフターにより，1等粉から3等粉に分別する。

　原料の小麦の種類によって，さまざまな小麦粉が得られる。たんぱく質含量の高い硬質小麦からは強力粉が，たんぱく質含量が少ない軟質小麦からは薄力粉ができる。中間質小麦からは，中力粉ができる。

　小麦粉のたんぱく質含量によって，加工製品が異なる（表6.2）。パンは強力粉から作られる。パンの弾力と気泡の作成に，たんぱく質から作られるグルテンが必要だからである。

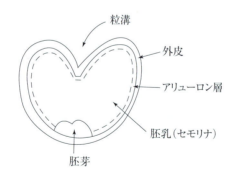

図6.2　小麦殻粒の断面図

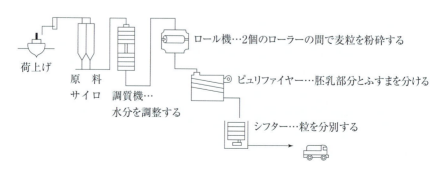

図6.3　小麦の製粉工程

表6.2 小麦粉の等級・種類別の用途

等級＼種類	灰分	強力粉	準強力粉	中力粉（普通粉）	薄力粉	デュラム製品
〔たんぱく質含量〕		11.7（1等級）		9.0（1等級）	8.0（1等級）	
特等粉	0.3〜0.4	高級食パン 高級ハードロール	高級ロールパン	フランスパン	カステラ ケーキ 天ぷら	高級マカロニ
1等粉	0.4〜0.45	高級食パン	高級菓子パン 高級中華めん	高級めん そうめん ひやむぎ	一般ケーキ クッキー ソフトビスケット まんじゅう	マカロニ スパゲッティ
2等粉	0.45〜0.65	食パン （マカロニ）	菓子パン 中華めん （生うどん）	うどん （中華めん） クラッカー	一般菓子 ハードビスケット	
3等粉	0.7〜1.0	焼麩 （生麩）	焼麩 かりんとう	かりんとう	駄菓子 製糊	
		新たんぱく食品				
末粉	1.2〜2.0	接着剤配合　工業用				

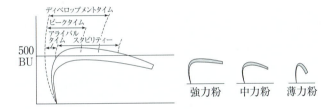

図6.4　ファリノグラフで測定される図形（ファリノグラム）

　小麦にはグルテリンに属するグルテニンとプロラミンに属するグリアジンが全たんぱく質の約80％を占める。この分子どうしを架橋したものを**グルテン**といい，強い粘弾性をもつ。**グルテン**を形成するためには小麦粉に水を加えてよく練ると，たんぱく質を構成するアミノ酸の一つであるシステインの側鎖の –SH を酸化して –S-S- 結合とする。この –S-S- 結合が架橋となる。**グルテン**の性質は，**ファリノグラフ**という機械で測定する（**図6.4**）。

　中力粉は主に，**めん類**に加工される。各種のめんの原料配合割合を**表6.3**に示す。めんはパンほどグルテンの粘弾性を必要としないのでたんぱく質含量が中間の中力粉が用いられる。めんの製造は，まずパンと同じように小麦粉に水と食塩を加えてよく捏ねて生地をつくる。生地を裁断してゆで上げたものが生めんである。これを乾燥したものが乾めんである。油で揚げたものが**即席めん**である（**図6.5**）。油で揚げることで，急速に脱水し，でんぷんを糊化（α化）した状態で保つことができるので，お湯をかければすぐに食用となる。

　中華めんは，食塩の代わりにアルカリ性の**かん水**（炭酸ナトリウムなど）で粘弾性を出す。

表6.3 めん類の材料配合

食品名	原材料名	小麦粉		そば粉	食塩	かん水粉末
うどん		(中力1等)	100		2	
学校給食用ゆでめん		(学校給食用強力粉)	100		3.5	
干うどん		(中力1等) (中力2等)	66.6 33.3		3	
そうめん ひやむぎ		(中力1等) (強力2等)	75 25		3	
手延そうめん 手延ひやむぎ		(中力1等) (強力2等)	75 25		6	
中華めん		(中力1等) (強力1等)	33.3 66.6			1
蒸中華めん		(中力2等) (強力1等)	25 75		0.5	0.3
干中華めん		(中力2等) (強力1等)	25 75			1
即席中華めん	油揚げ乾燥	(中力2等) (強力1等)	25 75		1.2	0.14
	加熱乾燥	(中力2等) (強力1等)	25 75		1.2	0.36
マカロニ・スパゲッティ		a {(デュラムセモリナ) 　(強力1等) b (デュラムセモリナ)	33.3 66.6 100			
そば		(強力2等)	65	(中層粉) 15 (表層粉) 20		
干そば		(強力2等)	65	(表層粉) 35		

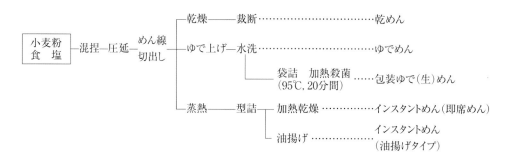

図6.5 各種のめんの製造工程

小麦粉のフラボノイド色素がアルカリによって黄色になる。イタリアのパスタであるマカロニやスパゲッティは，たんぱく質含量がとくに高いデュラム種の小麦の胚乳部（セモリナという）を使用することで，食塩を加えずに粘弾性を得ている。

薄力粉は，製菓原料や天ぷら粉として利用される。

6.1.3 大麦，そば

大麦にははだか麦，六条大麦，二条大麦の種類がある。前2者は食用とされ，二条大麦は別名ビール麦と呼ばれてビールの醸造に用いる。

大麦は，小麦と異なり，グルテンを生成しないので，そのまま食用とする。もみ殻を除いた後，精白するが，小麦と同様に粒型がハート型をしているので胚乳の中央に線上に外皮が残る。押麦は精白麦を蒸気で蒸して圧偏したものである。さらに中央部から裁断して外皮の残りを除いたものが白麦で，表面をコーンスターチでコーティングして比重を米と同じにしたものを米粒麦という。

そばは，タデ科の植物の種実で，もみは茶色の三角錐型をしている。もみ摺りをしたものをむきみという。これを製粉して食用とする。そばは胚乳の中心部はでんぷんが多く白色をしているが，外層は褐色をしている。そのために製粉すると，中心部のみの白い粉と外層を含んだ褐色の粉が得られる。前者は，更科そば（御前そば）に，後者はやぶそばに加工される。栄養価は後者が高い。そばの褐色色素はフラボノイド色素のルチンで，高血圧予防効果がある。

そばはそば切りとして食されるが，そば粉だけではめん線に加工できないので小麦粉が混ぜられる。そば粉と小麦粉の配合割合に応じて八割そば（二八そば），六割そばなどがある。そば粉のみでそば（十割そば）をつくる場合，つなぎの材料として，やまいもなどが利用される。

ダッタンソバは，そばに類縁のタデ科の植物で，別名にがそばという。中国の内蒙古や雲南省，ネパール，ブータンといった高冷地で栽培されている。普通のそばと同様に食用とするが，苦味成分のフラボノイドの生理機能が注目されている。

6.1.4 とうもろこし

とうもろこしはイネ科の植物の種実で，黄，赤，紫，白などさまざまな色をしている。成分の違いからフリント種，スイート種（遊離の糖が多い），ポップ種（加熱すると爆裂する），デント種（でんぷんが多い），ワキシー種（でんぷんが糯）などがある。

胚乳のでんぷんはコーンスターチに加工される。たんぱく質のアミノ酸組成はリジン，トリプトファンが少ない。胚芽からはコーン油が取れる。油の脂肪酸組成は，リノール酸，オレイン酸が多い。

6.1.5 その他の雑穀

あわやきびは，昔は食用とされたが，今は製菓に用いられる程度である。

アマランサスはヒユ科の植物で径が1 mmほどの小粒の種実が得られる。米アレルギーの患

者に対する米の代替として利用される。

はと麦は，イネ科の植物で，比較的大きな種実をつける。米と同じように精白して炊飯して食する。その他，はと麦茶として利用される。

6.2 いも・でんぷん類

穀類とならんでいもは，でんぷんを多く含みエネルギー源として重要である。味の薄いじゃがいもは北部ヨーロッパでは主食としても利用される。

6.2.1 じゃがいも

ナス科の植物の，地下茎が肥大したものを食用とする。ばれいしょともいう。男爵薯，メークイン，紅丸などの品種がある。

成分は，80％が水分で，炭水化物 17.6，たんぱく質 1.6，脂質 0.1，灰分 0.9（g/100 g）と炭水化物が多い。また，ビタミン C を 35 mg/100 g 含む。

いもにはポリフェノールが含まれ，多い品種だと，調理のときに鉄と結合して黒変する。発芽した芽の周辺には，有毒のアルカロイドであるソラニンを含む。発芽したじゃがいもは芽の周辺を十分に取る必要がある。

- じゃがいもの加工品

ポテトチップ：じゃがいもをスライスして油で揚げたものである。遊離糖の多い品種だとメイラード反応により着色するので，糖含量の少ないものを選ぶ。また，じゃがいもを乾燥粉末として，水を加えて成形するものも多い。

でんぷん：じゃがいものでんぷんは，でんぷん粒が大きく沈殿しやすいので，容易にでんぷんを分離することができる。じゃがいもを水とともに磨砕し，できたでんぷん乳を遠心分離してでんぷんを分離する。片栗粉として市販されているものはじゃがいもでんぷんである。

6.2.2 さつまいも

さつまいもはヒルガオ科の植物の根塊で，別名，からいも，かんしょともいう。中南米原産で暑いところが栽培に適する。日本の主産地も鹿児島県である。耕地の単位面積あたりの収穫量がエネルギーベースでは最も高い。江戸時代中期に徳川吉宗が飢餓救済のために栽培を奨励した話は有名である。

さつまいもの成分は，水分が66％，炭水化物が31.5％，たんぱく質1.2％で，良好なエネルギー源である。じゃがいもに比べて遊離の糖含量が高く，甘味が強い。そのために主食になりにくい。また，β-アミラーゼ活性も高く，焼いもにすると，でんぷんが加水分解されてマルトース（麦芽糖）含量が上がる。逆に，メイラード反応を起こしやすいので，チップに加工しない。

さつまいもを貯蔵するときは，収穫後，30〜32℃，RH（相対湿度）95％以上の条件で1週

間貯蔵する。これをキュアリングと称し，いもの表面の傷を直すために行われる。その後，13℃，RH90〜95％の条件で貯蔵する。

さつまいもの新品種：果肉の黄色い色が強いカロテン含量が高い品種や，紫色のアントシアニン含量が高い品種（ムラサキイモ）が開発されている。また，β-アミラーゼを含まない品種は，メイラード反応を起こさないので，じゃがいもと同様にコロッケなどの調理食品素材となる。

6.2.3 さといも

さといもはサトイモ科の植物で，地下茎が肥大したものを利用する。東南アジアで栽培されているタロいもも類縁である。

さといもは水分が84％，炭水化物が13.1％であるが，炭水化物の10％は粘質多糖類で食物繊維となる。皮に近いところにはシュウ酸を多く含むので，調理するときはあく抜きが重要である。

6.2.4 こんにゃくいも

こんにゃくいもはサトイモ科の植物で，地下茎が肥大した部分を利用する。

炭水化物には，でんぷんのほかにグルコマンナン（コンニャクマンナン）を含み，こんにゃくの製造原料となる。

こんにゃくの製造：こんにゃくいもを粉砕し，風の力ででんぷんとグルコマンナンに分別する（風選という）。この際，でんぷんを飛粉といい，グルコマンナンを精粉という。精粉を温水（55〜60℃，40分間）に溶かし，水酸化カルシウムを加える。すると凝固してくるので型に入れて成形する（図6.6）。

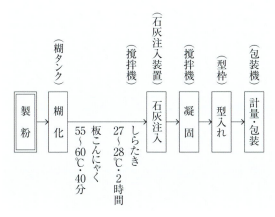

図6.6 こんにゃくの製造工程

6.2.5 その他のいも

やまいもはヤマノイモ科の植物で，地下にある茎と根の中間の性質をもった担根体と呼ばれる部分を食用とする。別名ながいもともいう。

水分が82.6%で，炭水化物は13.9%である。炭水化物の10%は粘質多糖類で食物繊維となる。やまいもは，アミラーゼ活性が高いので，他のいもと異なり，とろろといった形で生食できる。やまいものぬるぬるの粘質物は水溶性食物繊維である。

6.3 砂糖と甘味料

6.3.1 砂　糖

砂糖，すなわち化学物質としてはショ糖を含む植物は広く分布しているが，砂糖の原料となるのは，さとうきび（かんしょともいう），てんさい（砂糖大根ともいう），さとうかえである。

さとうきびからの砂糖の製造：原料のさとうきびを裁断し，圧搾機で搾汁を得る。これを釜で煮て，不純物を除いた後，結晶化する。これは原料糖と称され，茶褐色をしている。原料糖は，精製糖工場で，さらに再溶解，結晶化を繰り返し，さまざまな純度の製品をつくる（図6.7）。この精製の過程で出る廃液を廃糖蜜といい，各種の発酵製品の原料となる。

6.3.2 新甘味料

砂糖の原料が亜熱帯地域に偏っていることから，昔から，砂糖原料を輸入に頼らざるを得な

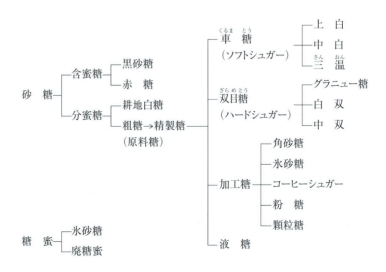

図6.7　精製度の相違による各種砂糖製品

かった先進諸国では，砂糖に代わる甘味料の開発に力が注がれた。最も注目されたものが，でんぷんの糖化である。でんぷんは，グルコース（ぶどう糖）の重合体であるから，加水分解をすればグルコースを得ることができる。最も単純な方法は酸による分解である。糖酸化と呼ばれ，長い期間研究が行われたが実用化することはなかった。その理由は，加水分解時の副反応である。さまざまな副生成物ができ，良質な味をもった製品をつくることが困難であった。

現在は，酵素を用いて，糖化する酵素糖化が実用化している。α-アミラーゼ，イソアミラーゼ（枝切り酵素），グルコアミラーゼを組み合わせることによって，でんぷんからぶどう糖を完全に生成することが可能である。

ぶどう糖は，砂糖の甘味の70%程度の甘味をもつ。一方，ぶどう糖の構造異性体である果糖は砂糖の130%の甘味をもつ。そこで，ぶどう糖を果糖に酵素を作用して異性化することが行われている。異性化糖と称し，ぶどう糖含量が高いぶどう糖果糖液糖と果糖含量が高い果糖ぶどう糖液糖がある。清涼飲料を中心に食品工業では砂糖を上まわる量が使用されている。

● その他の糖質系甘味料

糖アルコール：還元糖のカルボニル基を水素の接触還元によりアルコールにしたものである。表6.4に示す各種の糖アルコールがある。糖アルコールは，甘味の強さは砂糖に及ばないが，エネルギーになりにくい，虫歯の原因とならないという特徴がある。また，食品の水分活性を低下する作用があるので，水産練り製品などの保存性の向上に使用される。

オリゴ糖：グルコースが数個つながったマルトオリゴ糖，ショ糖にぶどう糖が結合したグル

表6.4 各種の甘味物質

分類	物質名		甘味度
糖質系		ショ糖	100
		果糖	120〜170
		乳糖	16
	でんぷん糖	ぶどう糖	70
		麦芽糖	30〜50
		異性化糖	100
	新規開発糖	マルトオリゴ糖	15〜25
		フラクトオリゴ糖	30
		カップリングシュガー（グルコシルシュークロース）	50
		ガラクトオリゴ糖	20
	糖アルコール	ソルビトール	60〜65
		マルチトール	70〜90
非糖質系	新天然甘味料	ステビオシド	15000〜25000
		グリチルリチン	25000
		タウマチン	5000〜8000
		モネリン	1500〜2000
	合成甘味料	サッカリン	35000〜50000
		アスパルテーム	20000

コシルスクロース（カップリングシュガー），ぶどう糖と果糖が β-1,4 結合したパラチノースなどがある（図6.8）。

●非糖質系甘味料

合成甘味料：化学的に合成した甘味料で，甘味はきわめて強い。安全性が確認されたもののみが使用が許可される。サッカリン，アスパラチルフェニルアラニンメチルエステル（アスパルテーム），アセサルファームカリウム，スクラロース，ネオテームが現在，日本では使用が認められている。

天然甘味料：キク科の植物の葉から抽出するステビオシド，漢方薬としても利用される甘草から抽出されるグリチルリチン，西アフリカ特産の果実から抽出するタウマチンなどがある。

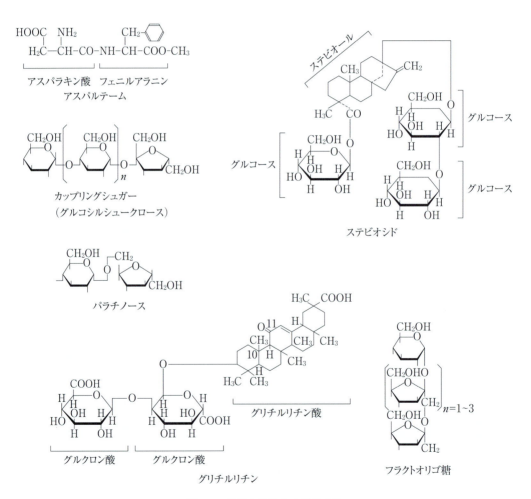

図6.8　砂糖を代替する新甘味料

6.4 豆類

豆類はバラ目マメ科の植物で果実が莢(さや)をつくり，莢の胚珠が熟して種子となる。穀類の種子は胚乳に主としてでんぷんを貯蔵するが，豆類にはそれがなく代わって2枚の子葉をもち（**図6.9**），ここにでんぷん以外の成分も貯蔵する。さらに，根粒バクテリアが共生して大気中の窒素の固定を行うため肥料要求性が低いことでも知られる。世界の豆類生産は穀類の13％ほどであり量的には少ないが，アミノ酸組成が比較的良いたんぱく質とでんぷんまたは脂質を多く含み，たんぱく質の生産性の高い食糧資源として重要な作物の一つである。生産量の半分以上を大豆が占めるが，日本は生産量が少なく中国に次いで世界第2位の大豆輸入国の一つとなっている。豆は通常莢の中で完熟し，水分が少なく外皮が厚く硬く，表皮はクチクラ化して水分を通しにくい。このため虫や微生物に抵抗性が高く，保存性の高い食糧でもあるが，調理加工には工夫が必要となる。そして豆たんぱく質にはトリプシンインヒビターやレクチン（血球凝集素）などの抗栄養素も存在するが，加熱調理加工で失活するのでここでも調理加工は必要である。調理加工によって水分を自重の同量以上吸収するので成分量は食品成分表の半分以下に下がるとはいえ，豆類はたんぱく質，でんぷん（または脂質）以外に食物繊維（不溶性食物繊維が大部分）や，Ca，Mg，Fe など不足しやすい無機質も野菜より多く，ビタミンも B_1，B_2，ナイアシン，葉酸は野菜と同等かそれ以上を含み，またフラボノイド，サポニン，レシチンなど生体調節機能性を期待される成分も多く含む（**表6.5**）。日本の豆消費量は先進国間では多いが，減少傾向にある。

完熟した豆はその一般成分からたんぱく質と脂質が多い大豆，らっかせい（野菜の種実類に分類），しかく豆等と，たんぱく質とでんぷんが多く雑豆と呼ばれることもあるあずき，いんげん豆，えんどう，そら豆などに分かれる。たんぱく質は20〜35％と穀類の平均含量が7〜14％であるのに対し量が多く，かつ含硫アミノ酸やスレオニンは比較的少ないが穀類に少な

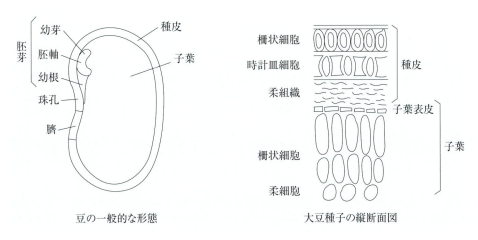

図6.9　大豆種子の構造

表 6.5 豆類の食品成分　　　可食部 100 g 当たり

食品名	水分	たんぱく質	脂質	炭水化物	灰分	無機質				ビタミン			脂肪酸			食物繊維	
						カルシウム	マグネシウム	鉄	亜鉛	B$_1$	B$_2$	ナイアシン	飽和	一価不飽和	多価不飽和	水溶性	不溶性
	(............g............)					(............mg............)				(......mg......)			(............g............)			(......g......)	
だいず（国産）	12.4	33.8	19.7	29.5	4.7	180	220	6.8	3.1	0.71	0.71	0.26	2.59	4.8	10.39	1.5	16.4
らっかせい	6.0	25.4	47.5	18.8	2.3	50	170	1.6	2.3	0.85	0.10	17.0	8.33	22.76	13.74	0.4	7.0
あずき	15.5	20.3	2.2	58.7	3.3	75	120	5.4	2.3	0.45	0.16	2.2	0.27	0.07	0.55	1.2	16.6
えんどう	13.4	21.7	2.3	60.4	2.2	65	120	5.0	4.1	0.72	0.15	2.5	0.27	0.44	0.68	1.2	16.2
いんげんまめ	16.5	19.9	2.2	57.8	3.6	130	150	6.0	2.5	0.50	0.20	2.0	0.25	0.19	0.79	3.3	16.0

（日本食品標準成分表 2015 年版）

表 6.6 豆類のアミノ酸組成（mg/100 g，可食部）

食品名	イソロイシン	ロイシン	リシン	含硫アミノ酸		芳香族アミノ酸		スレオニン	トリプトファン	バリン	ヒスチジン	アルギニン	アラニン	アスパラギン酸	グルタミン酸	グリシン	プロリン	セリン
				メチオニン	シスチン	フェニールアラニン	チロシン											
だいず	1,700	2,800	2,300	510	580	2,000	1,300	1,500	490	1,800	1,000	2,800	1,600	4,500	6,900	1,600	1,900	2,000
らっかせい	950	1,800	1,000	290	380	1,500	1,100	790	280	1,200	700	3,200	1,100	3,400	5,600	1,600	1,200	1,400
あずき	870	1,600	1,500	300	270	1,200	580	750	230	1,100	680	1,300	850	2,400	3,400	790	860	1,000
えんどう	850	1,500	1,600	210	340	1,000	630	830	200	990	550	1,800	930	2,400	3,500	940	870	1,000
いんげん豆	910	1,600	1,300	250	260	1,100	570	790	220	1,000	600	1,200	780	2,200	2,800	750	710	1,000

日本食品標準成分表 2015 年版，アミノ酸成分表編

いリジンも多く一般に穀類よりアミノ酸組成がよく，良質なたんぱく源である（表6.6）。そして穀類のたんぱく質が水に溶けにくいグルテリンやプロラミンタイプであるのに対し豆類は塩溶液に可溶のグロブリンタイプであり，その性質を利用し大豆からの豆乳や豆腐作りに用いられる。大豆の脂質は分離抽出され大豆油として広く利用されている。あずきや雑豆のでんぷんはあんとして利用される。

一方，完熟前の未熟状態のむき実を利用する，えだ豆（大豆）やグリンピース（えんどう）と，莢ごと利用するさやいんげんやさやえんどうなどがある。これらは水分以外に，豆ほどではないが，でんぷん，食物繊維，水溶性ビタミンが多くさらには完熟豆にはないビタミンCも多く含み，さやえんどうやさやいんげんはカロテンも多く，野菜として分類される。

6.4.1 大　豆

（1）種　類

中国が原産地といわれるが，今日多くの国で栽培されている。直接食用とするアジア産の大豆より，油糧種子として大豆油の原料や飼料作物として栽培するアメリカの大豆のほうが小粒で脂質含量が 2～3 ポイントほど多く，一方国産大豆は大粒中粒が多くたんぱく質が 2～3 ポイ

ントほど多いという産地により成分上の違いがある。輸入大豆が消費の 9 割以上と圧倒的に多いが，大豆油用が大部分で残りはみそ，しょうゆなどの加工に用いられ，国内産豆類のうち，半分以上を占めている日本産大豆は豆腐，納豆などに用いられる。国産大豆の分類は，粒の大小，種皮の色，臍（へそ）の色，また熟期による分類（早生，中生，晩生）等で分けられる。大粒大豆にはトヨムスメ，つるの子，エンレイなど，中粒大豆にはキタムスメ，タマホマレなど，小粒と極小粒大豆はスズヒメ，納豆小粒などがある。煮豆や総菜用は大粒種，納豆には小粒種，豆腐には高たんぱく質大豆，みそ，しょうゆには臍が褐色な大豆が好まれている。国内産地は北海道，九州，東北地方が各国内 2 割程度の同じ生産量で，他の豆類より北海道産の割合が少ない。

（2） 成 分

大豆はらっかせいやしかく豆と同じくでんぷんが少なく脂質が多いが，それ以外の成分は豆類全体の特徴をよくもっている。

● たんぱく質

国産大豆は 33.8％と非常に多くのたんぱく質を含む。表 6.6 が示すように豆類のアミノ酸組成は良好でらっかせいを除けばリジン含量も高く，穀類と食べあわせることでアミノ酸組成の向上が果たせる。第一制限アミノ酸は含硫アミノ酸であるが，1973 年のアミノ酸スコアは大豆で 86 と高い値をもち，生物価，正味たんぱく質利用率も高く米と食べあわせると鶏卵並に上昇する。さらに近年，高コレステロールの人に対し，大豆たんぱく質は血中コレステロール低下作用があることが明らかになった。大豆アミノ酸のうち，酸性アミノ酸のグルタミン酸とアスパラギン酸を合計すると 310 mg/g とたんぱく質で一番多く，これはみそ，しょうゆとした場合のうま味成分となる。

たんぱく質の大部分は大豆子葉細胞中のプロテインボディーと呼ばれる 2～10 μm の大きさの顆粒中に貯蔵たんぱく質として蓄えられている。塩溶液に溶けるグロブリンに区分されグリシニンと呼ばれたが，超遠心分離の沈降係数から 7S グロブリンと 11S グロブリンが大部分であり 7S 成分は糖たんぱくでマンノースと N-アセチルグルコサミンを約 5％結合し豆腐としては軟らかく，11S 成分は糖を含まず豆腐としては硬くしっかりしているので，この両成分の割合の違う大豆を使用した豆腐では硬さが異なる。両成分は電気泳動免疫学的分類他によって 7S が β，γ-コングリシニン（いんげん豆はファゼオリン，えんどうはビシリンと呼ばれる），11S はグリシニン（えんどうやそら豆はレグミンと呼ばれるがいんげん豆はほとんどない）と呼ばれるようになった。各種の豆類の両成分のたんぱく質的特徴は類似しており共通の祖先から進化したと考えられる。貯蔵たんぱく質以外に少量の抗栄養素たんぱくを含んでいる。トリプシンインヒビターはたんぱく質消化酵素トリプシンを結合し酵素阻害剤として働くため，生豆を消化することができず加熱が必要である。ヘマグルチニン（大豆レクチン）は，血球凝集素として赤血球や血小板を凝集させるが，これも熱変成を受け失活する。

● 脂 質

国産大豆は 19.7％，アメリカ産は 21.7％と植物の中では例外的に多くの脂質を含み，油糧食

物として食料油脂の原料にもなる。国産大豆の脂肪酸組成は日本食品標準成分表2015年版によるとリノール酸が49.7％，オレイン酸25.2％，パルミチン酸10.7％，リノレン酸8.7％と高度不飽和脂肪酸であるリノール酸が非常に多い。このため自動酸化を受けやすく，また，大豆に含まれる酸化酵素リポキシゲナーゼによる酵素酸化も受け，これらが大豆独特の青臭い匂い（豆臭）や大豆製品の品質低下を引き起こす。脂質はスフェロソームやリピドグラニュールと呼ばれる顆粒中に貯蔵され，プロテインボディーの隙間を埋めるように細胞内を埋めている。必須脂肪酸のリノール酸，リノレン酸が多いことは栄養学的に見て好ましい。油糧種子はリン脂質を含むが大豆は1～1.5％と多く，主成分はフォスファチジルコリン，フォスファチジルエタノールアミンであり，食料油脂製造時に除かれるが，乳化剤（大豆レシチン）としてマヨネーズ，マーガリン，チョコレート製造時に用いられる。

● 炭水化物

大豆は29.5 gの炭水化物を含むが，食物繊維が17.9 gであり（豆類は不溶性繊維が大部分で大豆では16.4 g），豆類は食物繊維の良い供給源である。子葉はペクチン，アラビノガラクタン，アラビナンなどを，種皮はセルロース，ガラクトマンナン，酸性多糖類，ヘミセルロースなどを含む。少糖類はショ糖5％，スタキオース4％，ラフィノース1.1％と消化吸収されない糖が多く，分離し整腸作用をもつ大豆オリゴ糖として市販されている。大豆はでんぷんを含まない。これは完熟中にでんぷんが他の成分に転化されるためである。

● 配糖体

大豆は約2％の配糖体を含む。イソフラボンが約70％，サポニンが約30％である。サポニンは溶血作用，抗甲状腺作用が知られているが，近年，コレステロール低下作用，抗酸化作用があるといわれている。イソフラボンも女性ホルモンのエストロゲンと構造が類似し，骨粗鬆症や乳がんなどの予防に効果があるといわれている。

● 無機質

豆類は各種元素を多く含み，無機質の良い供給源となる。大豆100 g当たりでは，Ca 180 mg，Mg 220 mg，P 490 mg，Fe 6.8 mg，Zn 3.1 mg，Cu 1.07 mgであり，大部分はフィチン酸に結合している。フィチンは大豆たんぱく質と結合して加工特性や消化性を変え，無機質の吸収を妨げる面をもっている。

● ビタミン

水溶性ビタミンのうち，B_1，B_2，ナイアシン，葉酸含有量は野菜類と同じか多いのであるが，B_{12}やCがないことが欠点であり，また加熱調理加工が不可欠なのでこの際にB_1が熱で破壊され，他も溶け出していくことが起こる。脂溶性ビタミンはα-トコフェロール（ビタミンE）が2.3 mgである以外は少量しか含まず，Dを含まない。

（3）利　用

でんぷんを含まないため，あん系の食品へ加工することはできないが，多量に含まれる脂質を精製し大豆油（天ぷら用大豆白絞油やサラダオイルなど）とする以外に，たんぱく質の特性を利用した多様な加工食品がある。大豆の用途全体を図6.10に示す。

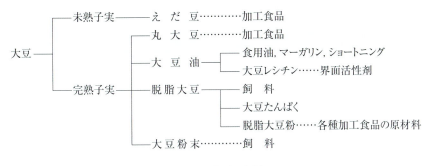

図 6.10　大豆の用途

● 豆　腐

　図 6.11 のように，一晩水に浸漬して自重と約同量の水を吸わせ組織を軟らかくし，水を切って磨砕機にかけ水を加えつつ組織を破壊し「ご」と呼ばれる磨砕物とする。これを密閉式の蒸煮缶の中で蒸気を吹き込むことで加熱し，最終的には木綿豆腐で大豆重量の 10 倍，絹ごし豆腐で 6〜7 倍の水を加えたことになって，大豆蒸煮抽出物となる。次に加熱を受けた「ご」をろ過し豆乳を得る。ろ過は昔からの布袋に入れて圧搾ろ過する以外に，連続ろ過機や連続遠心機が使われる。ろ過残渣がおからであり，大豆 1 に対し 1.3 程度のおからができ，固形分 5〜6% で繊維とたんぱく質が約半々である。豆乳が熱いうちに凝固剤（硫酸カルシウムが主に使われる）を加えて撹拌し豆乳とよく混ぜると，凝固が始まる。この凝固を穴のない容器中で行い全体をゲル化させた豆腐が絹ごし豆腐であり，凝固が始まったものをさらに内側に布を敷いた穴のあいた容器に入れて上からおもしを乗せて水分を排出した豆腐が木綿豆腐である。大豆の栄養素の大部分が移行した栄養素豊富な食品素材として，料理に利用される。また，冷却した豆乳に凝固剤（グルコノデルタラクトン）を加え，プラスチック容器などに入れ密封してから加熱凝固し微生物を減菌した，賞味期限の長い充填豆腐も作られている。この他に凍結し大豆たんぱく質をスポンジ状に凍結変性した凍り豆腐，油で揚げた油揚げやがんもどき，豆乳を加熱し表面変性した膜状大豆たんぱく質の湯葉がある。

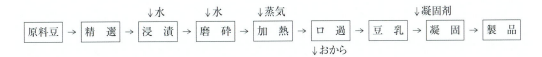

図 6.11　豆腐の製造

● み　そ

　麹菌の出すプロテアーゼによって大豆たんぱく質が低分子ペプチドやアミノ酸にまで分解されたものであり，グルタミン酸やグルタミン酸含有ペプチドのうま味を利用した食品である。麹菌を多く得るため，米や大麦を麹の形にして蒸煮した大豆に加える米みそや麦みそと，穀物を加えず，蒸煮しみそ玉にした大豆に種麹だけを加える熟成期間の長い濃厚な色と味をもつ豆

みそがある。

- **しょうゆ**

　みそと同様に麹プロテアーゼによって大豆たんぱく質が低分子ペプチドやアミノ酸にまで分解されたものだが、分解度が高くグルタミン酸の90％以上が遊離型となっている。主に小麦も用いられ、蒸煮大豆と炒って粉砕した小麦を混ぜ種麹を加えて麹を作り、その後塩水を加え発酵・熟成を行う。小麦の代わりに米を用いたものや大豆のみのしょうゆ（たまりしょうゆ）もある。数ヶ月後熟成したもろみを布に入れ圧搾し、絞ったしょうゆを加熱殺菌してしょうゆらしい色と香りのついた製品とするものがほとんどである。

- **納　豆**

　蒸煮した大豆に納豆菌を接種し20時間ほど発酵させると、菌のプロテアーゼで大豆たんぱく質がみそ程度まで分解するが、遊離アミノ酸は少ない一方、納豆菌の産生するビタミンKが多い。この納豆は糸引き納豆であるが、蒸煮大豆に麹菌を加えて豆麹とし、さらに塩水に漬けて数ヶ月熟成させた後乾燥させた、寺納豆（塩納豆）もある。

- **大豆たんぱく**

　ハンバーグやミートボール、水産練り製品やクリームに、さらには二軸エクストルーダーで処理した新しい構造をもち肉様の食感を示す肉代換品などとして、小麦たんぱく質と並び大豆のたんぱく質が利用されている。主として搾油した残りの脱脂大豆を用いる。脱脂大豆にエタノールや希酸処理したんぱく質以外を除いた濃縮大豆たんぱくや、水や希アルカリでたんぱく質を抽出後酸性にし等電点沈殿させた分離大豆たんぱく、細い孔から押し出し繊維状にした繊維状大豆たんぱく、二軸エクストルーダーなどの処理で組織化した粒状大豆たんぱくがある。これらは乳化性、気泡性、保水性、保脂性、ゲル形成能などの機能性をもつことから、幅広く利用され始めている。

- **特定保健用食品**

　大豆たんぱく質またはリン脂質結合大豆ペプチドや大豆由来の植物ステロールを関与成分とした、血清コレステロール値低下を目的とした食品。さらに、大豆イソフラボンを関与成分とし、骨量の減少を抑える食品が、大豆を利用した特定保健用食品として消費庁長官より許可され販売されている。

6.4.2　あずき

（1）種　類

　日本では大豆に次いで生産量が多い。種皮の色は一般には紅色（小豆色）だが、白、黄、茶などいろいろなものがある。主な用途は餡用で、ようかんなどの和菓子作りに用いられるほか、甘納豆やゆであずき、汁粉（ぜんざい）など間食時に利用されることが多い。大粒種の大納言という名で呼ばれるあずきは、種皮率も低く高価で豆状製品に加工されることが多い。

（2）成　分

　種皮は7〜8％を占め、炭水化物が約60％であるが、でんぷんは約40％でたんぱく質が

20%，食物繊維としてみると18%と，でんぷん，たんぱく質，繊維で大部分を占める。

(3) 加工品

以下の加工品は，あずきだけではなくいろいろな豆を用いるが，一括してこのあずきの項で述べることにする。

● あ ん

よく水洗いしたあずき（またはいんげん豆やえんどう）に3〜5倍加水し吸水させ，60〜90分沸騰させる。この間吸水を均一にするため冷水を加えたり，いったん火を止め浮いてくる渋を取り除く。加熱後煮汁と分けた煮豆を細胞が壊れない程度に磨砕機ですりつぶしあん粒子を遊離させる。磨砕物に含まれる種皮や余分な細胞壁などは裏ごしして除き，ろ液を静置してあんを沈殿させ上澄みを除く。さらにあんをくりかえし水洗いし，搾袋に入れ圧搾脱水する（図6.12）。この生あん（こしあん）に0.6〜1倍の砂糖を加え，加熱して練り上げたものが練りあんとなる。あんは部分的に糊化したでんぷんが細胞内の共存する変成たんぱく質に囲まれ，さらに細胞壁に包まれたものであり，独特の舌触りを示す。原料はあずきの他，いんげん豆，ささげ，そら豆，えんどうなどさまざまな豆が用いられる。あんはようかん，もち，饅頭，その他和菓子の基本原料であり，おはぎ，汁粉（ぜんざい）などの間食やさらには菓子パンや洋菓子にも用いられる。

原料豆 → 精 選 → 水 洗 → 浸 漬 → 煮 沸 → 磨 砕 → 篩 別 → 水さらし → 脱 水 → 生あん

図6.12 あんの製法

● 煮 豆

よく水洗いした豆を浸水し，次いで加熱する（煮熟）。形よく軟らかい煮豆となるよう，食塩や重曹を加えたり，また浸水時間，加熱時間も豆それぞれで異なる。次いで調味液に漬けて豆に味成分を浸透させる。現在は加熱時に始めから調味液を用いることがある。原料はでんぷんの多い豆以外に大豆も使用され，調理素材としてまたそのまま副食としても利用されている。

● 甘納豆

外皮を壊さずに軟らかくした煮豆を糖液（蜜）に浸漬加熱し，豆の細胞内に糖を浸透させる。最後に砂糖を豆表面に振りかけて製品とする。大納言あずき，黒豆，いんげん豆，えんどう，そら豆など，多種の豆が利用されている。和菓子の代表の一つである。

6.4.3 いんげん豆

（1） 種 類

中米原産で日本では北海道産が大部分である。完熟子実を利用するのは硬莢種だが，完熟前の莢を利用する場合は柔莢種を用いる。硬莢種は，赤紫色が多く比較的低温に強く収量は少ないが子実が大きい甘納豆や煮豆に用いる金時類と，白色種で製白あん用の手亡類や白金時類，煮豆（うずら豆）として利用される鶉類，北海道以外の長野，群馬，東北地方の標高が高く冷

涼な地域で栽培され比較的大粒で煮豆や甘納豆に利用されるいんげん豆とは同属異種のべにばないんげんなどがある。

（2） 成　分

でんぷんが多い雑豆の一つで，でんぷんは45％というデータがある。食物繊維も19.3％，Ca，Mg，Fe，ビタミンB_1，B_2，ナイアシンも多く，豆類の特徴をよくもっている。さやいんげんは豆ほどではないが，でんぷん，食物繊維，水溶性ビタミンが多く，さらには完熟豆にはないビタミンCも多く，カロテンも野菜並みとなり，栄養素豊富な野菜といえる。

（3） 加工品

あんに利用されることが一番多いが，その他煮豆，甘納豆，きんとんなど雑豆類で同じように利用されている。また，完熟前の莢を野菜として利用するさやいんげんがあり，重量比では野菜としてのほうが多い。

6.4.4　えんどう

（1） 種　類

南西アジア原産だが地中海地域で広く利用され始め，世界中に広まった。比較的低温を好み，北海道では春まきだが，関東以西は秋に種をまく。生産量の大半は北海道であり，大粒から小粒種と子実の大きさで分ける以外に色から分けることも行われ，青えんどうは塩豆やあん，赤えんどうは蜜豆と利用が分かれることもある。また，若い莢を利用するさやえんどう，豆が大きくなっても軟らかく莢ごと利用するスナップえんどう，未熟子実を利用するグリンピースと利用形態からもいろいろに分けられる。

（2） 成　分

でんぷんが多い雑豆の一つで，でんぷんは54％というデータがある。食物繊維も17.4％，Ca，Mg，Fe，ビタミンB_1，B_2，ナイアシンも多く，豆類の特徴をよくもっている。例外的にカロテンを多く含み青えんどうがより多いが平均して90μgである。さやえんどうやグリンピースは豆ほどではないが，でんぷん，たんぱく質，食物繊維，水溶性ビタミンが多くさらには完熟豆にはないビタミンCを多く含み，カロテンも多く，栄養素豊富な野菜といえる。

（3） 加工品

国産は少量で大部分を輸入しており，あんや煮豆，塩豆，蜜豆などに加工されているが，完熟以前の莢全体を野菜として利用するさやえんどう（絹莢）やスナップえんどう，そして完熟前の豆を煮て食べるグリンピースと，野菜類として利用されるほうが多い。

6.4.5　そら豆

（1） 種　類

大粒種でおたふくと呼ばれる一寸そら豆や，中粒種の讃岐長莢，房州早生などがある。秋に種をまき春に開花収穫する冬作型であるが，ハウス栽培などで周年型となり年間を通じて収穫される。完熟子実以外に未熟子実を野菜として利用する青実用そら豆もあり，えんどうと同じ

く現在，日本ではこちらの生産量のほうが多い。

（2）成　分

完熟そら豆はでんぷんが多い雑豆の一つで，でんぷんは52%というデータがある。食物繊維は9.3%と低い。Ca，Mg，Fe，ビタミンB_1，B_2，ナイアシンも多く，豆類の特徴をよくもっている。未熟そら豆は完熟豆ほどではないが，でんぷん，たんぱく質，食物繊維，水溶性ビタミンが多く，さらには完熟豆にはないビタミンCが12.5 mgとなり，$β$-カロテンも5 μgとえだ豆と同じ位含んでいる。

（3）加工品

未熟子実のそら豆は煮て副食として食卓に上ることが多いが，他の豆類と異なり皮（種皮）が硬く子葉部のみを食用とする。成熟子実のそら豆も種皮は食用としないが，他の雑豆と同様にあんや甘納豆，揚げ豆などに利用される。主に中国からの輸入そら豆を用いている。

6.4.6　ささげ

形と色はあずきに似ており成分組成も雑豆そのものである。用途はあんが多いが，吸水しても胴割れ（表皮のひび割れ）が起こりにくく，あずきの代用として赤飯に用いられる。

6.4.7　りょくとう

成分は雑豆の特徴をもち，アフリカ，インド，東南アジアでは豆のまま食用とされ，また中国でははるさめの原料とするが，日本ではじゃがいもでんぷんが主にはるさめの原料に使われている。日本での主な用途はもやしであり，もやしの80〜85%がりょくとうもやしとなっている。りょくとうもやしのビタミンC量は8 mgであり，もやしのビタミンC量はそれほど多いものではない。

6.5　種実類

種実類とは穀類，豆類以外の種子をいい，堅果類（ナッツ）と種子類に分類される。堅果類は果実の一種で，果皮は薄いが外皮が非常に硬く，食用となるのは肥大した胚および胚乳（仁）である。また，クルミは核果類に属し，モモの種子と同様，内果皮が発達して殻になったものであるが，形態や利用を考慮して堅果類に分類されている。一方，種子類には野菜や油糧作物の種子が含まれる。なお，落花生（らっかせい）はマメ科に属する作物であるが，食品成分表によると種実類に分類されており，ここでもそれに従うことにした。

6.5.1　くり，くるみ，カシューナッツ，マカダミアナッツ，ペカン，しいの実，とちの実，ぎんなん

（1）種　類

日本で栽培されているくりはニホングリといい，渋皮が取れにくいが果実が大きいのが特徴

である。主な品種としては国見，利平，筑波，シバグリ，銀寄などがあり，東北地方から九州まで広く栽培されている。くるみには南安，豊園，信鈴，テウチグルミ，ヒメグルミなどがあり，日本では長野県が主産地である。しいの実にはスダジイ，ソブラジイがあり，四国，九州，本州の一部で栽培されている。これらの他，ヨーロッパグリ，ペカン，マカダミアナッツなどのナッツ類が多く輸入されており，間食用，製菓用に利用されている。

（2） 成　分

くり，しいの実，とちの実，ぎんなんなどは炭水化物（でんぷん）が主成分であり糖質が多い。特にくりには果実に比べスクロースが多く，グルコースやフルクトースも含むため甘味がある。また，くりにはフェラル酸やプロアントシアニジン（くりの渋皮）などの抗酸化作用を示す成分も含まれている。くるみ，マカダミアナッツ，ペカン，カシューナッツなどには脂質が特に多く含まれ，マカダミアナッツおよびペカンは70％を越える。脂肪酸組成をみると，オレイン酸，リノール酸など植物油に特徴的な脂肪酸が多く含まれている。また，これらの堅果類にはミネラルが多く含まれ，特にカリウムとリンが多い。なお，ビタミンではしいの実がナッツ類には珍しく，ビタミンCを100 g中110 mg程度含んでいる。

（3） 加工品

くりの加工品には甘露煮，甘納豆，ようかん，きんとん，焼きぐり，マロングラッセなどがある。くるみ，マカダミアナッツ，ペカン，カシューナッツなどその他の堅果類は炒った後，食塩，砂糖，香辛料などをまぶし，間食用，製菓用に利用される。

6.5.2　アーモンド，ピスタチオ，らっかせい

（1） 種　類

アーモンドにはスイートアーモンドとビターアーモンドの2種があり，前者は主に食用にされるが，後者は青酸配糖体のアミグダリンを含むため，ビターアーモンドエッセンスやアーモンドオイルなどに加工される。ピスタチオはトルコ，イラン，パキスタンなど中央アジアから西アジアが主産地である。らっかせいは主に関東地方で栽培されており，その品種にはダイチ，サヤカ，ユデラッカ，タチマサリ，土の香などがあり，バージニア種とスパニッシュ種の交雑品種が多い。

（2） 成　分

アーモンド，ピスタチオ，らっかせいとも脂質が多く含まれ，特にらっかせいは油糧作物としての利用もあり，質の良い植物油が抽出されている。脂肪酸組成をみると，いずれもオレイン酸，リノール酸など不飽和脂肪酸を豊富に含んでいる。また，食物繊維が多く含まれるほか，ビタミンE，ビタミンB類，カリウム，リン，カルシウムなども含まれ，高エネルギー食品である。

（3） 加工品

アーモンド，ピスタチオ，らっかせいとも炒り豆として利用される他，細かく砕いてフライ用，製菓用に用いられる。また，らっかせいはピーナッツバターや落花生油などにも加工され

る。

6.5.3 ごま，ひまわりの種，かぼちゃの種，けしの実，まつの実，あさの実

（1）種　類

上記の作物はいずれも種子類に分類される。ごまには種子の色から黒ごま，白ごま，金ごまなどがあり，香辛料として広く利用されている。ひまわりの種はおもにロシア，インド，トルコなどで栽培されており，ロシアヒマワリ，ブラックシード，ブラックジャイアンツなどから採取される。

（2）成　分

種子類にはリノール酸，オレイン酸を含む良質な脂質が多量に含まれ，特にまつの実，ひまわりの種，かぼちゃの種，ごま，えごまなどに多い。したがって，ビタミンEも豊富に含まれている。たんぱく質はかぼちゃの種，あさの実などに多く含まれる。ミネラルではカルシウムがけしの実とごまに多量に含まれ，リンはあさの実とかぼちゃの種に多く，鉄はあさの実やけしの実に多く含まれている。また，ごまには抗酸化性をもつリグナン類のセサミノール，セサミン，セサモリンなどが含まれているため，不飽和脂肪酸の含有率が高いにもかかわらず酸化安定性が高い。なお，リグナン類には抗酸化性の他，肝機能を高める作用や抗腫瘍の働きなどが注目されている。

（3）加工品

脂質を多量に含むひまわりの種，ごまなどは焙煎した後，ごまみそ，ごましょうゆ，ごま酢などに加工される他，良質な油糧原料として脂質が抽出される。また，ごま油は採油の前処理として焙煎するため香りが良く，また，酸化抑制作用をもつセサモールを含むので，酸化安定性が高い。その他，あさの実は七味唐辛子に配合され，けしの実はアンパンのトッピングなどに，かぼちゃの種は食塩や香辛料で調味され，間食用に加工される。

6.6　野菜類

野菜類は生鮮食品として，日本における自給率の高い食品である。一般的に生食，煮食や，炒めて食し，また漬物として，し好性，保存性を高めて食する。

野菜類は栄養的にはカリウム，カルシウム，鉄などの無機質，ビタミン類，特にプロビタミンAであるカロテン，ビタミンCの供給源として重要な食品である。また野菜は食物繊維を含むため，食物繊維の供給源として重要である。それぞれの野菜は特有な色素，芳香成分を含み間接的に食欲を増進させることなどの特性をもつ。

6.6.1　野菜の種類

野菜は，利用し食する部位により表6.7に示すように分類される。

可食部100 g当たりカロテン600 μg（1,000 IU）以上を含む野菜類を一般に有色野菜とい

表6.7 野菜類の分類

分類	説明	例
葉菜類	葉を収穫するのを目的とした野菜。アブラナ科，セリ科，キク科のものが多い	たいさい，たかな，ちしゃ，つるな，のざわな，はくさい，パセリ，ほうれんそう，みつば，めキャベツ，しゅんぎく，からしな，ふだんそう，さんとうさい，きょうな，こまつな，キャベツ，よもぎ，ねぎ，わけぎ
茎菜類	ユリ科などの茎を収穫する野菜。種類は少ない。	うど，アスパラガス，ふき，たまねぎ，セロリー，にんにく，らっきょう，ゆりね，たけのこ，わらび，ぜんまい
根菜類	地下に養分を貯えた部分を食用にする野菜。植物学的には直根や塊根，地下茎の肥大塊茎などが含まれる。	だいこん，かぶ，にんじん，ごぼう，れんこん，くわい，しょうが，はつかだいこん，ビート，やまごぼう，わさび
果菜類	果実または種実を食用する野菜。ナス科，ウリ科，マメ科に属する物が多い。	オクラ，かぼちゃ，きゅうり，トマト，なす，ピーマン，とうがらし，すいか，メロン，いちご，えんどう，そら豆，えだ豆，もやし
花菜類	1～2年生の草木のつぼみ，花弁，花托などを食用にする野菜	カリフラワー，なばな，ブロッコリー，みょうが，きく花，アーティチョーク

う。また，栄養指導の立場からは緑黄色野菜（日本食品標準成分表2015年版）として分類される。これは色の濃い野菜はカロテンの含有量のみではなく，他のビタミン類，ミネラル類の含有量の多いことを考慮しての分類である。

6.6.2 野菜類の性状

野菜類は水分が多く，生鮮食品としては収穫後の時間の経過に比例して，生体内の呼吸作用により，ビタミン類やそのほかの成分が損失する。また，蒸散による水分損失に伴う萎凋，あるいは変色，さらに微生物による腐敗などが生じやすく，貯蔵性に乏しい。特に葉菜類は萎凋，変色を起こしやすい。

6.6.3 野菜類の化学成分

野菜類の主成分は水分であって，ビタミン，ミネラル，食物繊維の供給が主である。

（1） たんぱく質

野菜類の純たんぱく態窒素は全窒素の50％程度であり，野菜類には非たんぱく態窒素が多い。その大部分は硝酸態窒素，遊離アミノ酸，ヌクレオチド類，そのほかの成分からなり，野菜のうま味に関係している。

主要野菜38種のアミノ酸スコアは58±15.5である。一般に含硫アミノ酸が少なく，消化率の点からも，たんぱく質の栄養価は穀類に劣る。

（2） 脂　質

野菜類の脂質含量は少なく，したがって脂質の性状について，十分な研究は行われておらず不明な点が多い。一部の野菜類の脂肪酸組成では，リノレン酸30～50％，リノール酸23～

33%，パルミチン酸 23～27% で，オレイン酸，ステアリン酸は少ない。野菜類のステロールは一般に β-シトステロール が多く，全ステロールは 4～38 mg/100 g である。

（3）炭水化物

野菜類の炭水化物は食物繊維が主なものである。食物繊維含量の多いものは，切り干しだいこん，かんぴょう，らっきょう，えだ豆，めキャベツ，オクラ，ごぼうなどである。野菜類，海藻類，きのこ類由来の食物繊維量は 1 日 3.63 g で全食物繊維量への寄与率は 27.7% である。

でんぷんを比較的多く含むものは，れんこん，かぼちゃ 2～4% などに限られる。ごぼうはイヌリン 7% などを含む。また，ごぼう，たまねぎ，ねぎは，にんにくなどとともに果糖を構成単糖類とする少糖類の フルクトオリゴ糖 を含んでいる。さらに，にんにく，わけぎなどにはスコロドースも含まれる。

一般に水溶性の糖の多い野菜類は，生でも甘味を感じ，煮汁中に糖を溶出して，やや甘味を与える。また野菜類は血中コレステロール低下作用を示す ペクチン を含み，かぼちゃ，ごぼう，さやえんどう，にんじんなどに多く含まれる。

（4）無機質

野菜類の無機質は，カリウムが特に多く，次いでカルシウム，リン，マグネシウムが多い。とくに葉・茎菜類ではカルシウム，根菜類ではマグネシウムを多く含んでいる。リンとカルシウムの比率も穀物，豆類などと異なり，1：1.36 でよい。したがって野菜類はアルカリ性食品で，そのアルカリ度は 2～15 で，穀類，動物性食品の無機質組成上の欠点を補う効果をもつ。ここでアルカリ度とは，食品 100 g 中の灰分を中和するのに必要な 1N 酸の ml 数のことで，その数値が高いほどナトリウム，カリウム，カルシウムなどの陽イオンを多く含む。またカルシウムの供給源でもある。野菜類のカルシウムは水溶性のものが吸収がよいとされている。

なお野菜類の一部には シュウ酸 を含み，シュウ酸はカルシウムの吸収に悪い影響（シュウ酸カルシウムとなり吸収利用率が悪い）があるので注意を要する。野菜類の シュウ酸含量 はほうれんそう 0.43～0.69%，ふだんそう 0.79%，つるな 1.65%，たけのこ 0.75% で多く，カルシウムは利用されにくい。そのほかの野菜類には少ない。

鉄は有色淡色野菜両者に含まれ主なものは，こまつな，しゅんぎく，パセリ，ほうれんそう，からしななどである。野菜類は摂取量が多く，鉄の供給源として無視できないが，この場合，鉄の吸収は Fe^{2+} を分析し，これを 有効鉄 として表すが，有効鉄はにんじん，セロリー，たまねぎでは全鉄の 100%，じゃがいも 97%，キャベツ 72%，トマト 64%，ほうれんそう 57%，パセリ 50% である。

（5）ビタミン

野菜類は一般にレチノール（ビタミン A），D，B_{12} を含んでいない。しかし，カロテンは有色野菜に多く，カロテン含量が 600 μg/100 g 以上のものを 緑黄色野菜 と称している（日本食品標準成分表 2015 年版）。主なものは，あさつき，からしな，こまつな，しゅんぎく，にら，にんじん，パセリ，ほうれんそうなどである。また，ビタミン B 群については，供給がすべての食品群にわたっているため野菜の供給量が高いわけではないが 1 日の摂取量の約 1/4 を供

給している。野菜の種類により異なるが，その摂取量の多いことも関係し，特にプロビタミンAであるカロテン，ビタミンCの重要な供給源である。

（6） し好成分

● 色素類

野菜の色素はカロテノイド，クロロフィル，アントシアニン，フラボノイドなどであり（**図6.13**），食欲増進に役立つほか，栄養効果を有するものがある。

カロテノイド系：黄ないし赤色を有する脂溶性色素である。食品中のカロテノイドは加熱にも，酸，アルカリにも安定であり，酸化も受けにくいので扱いやすい色素である。紫外線にあたると退色する。

カロテノイド系

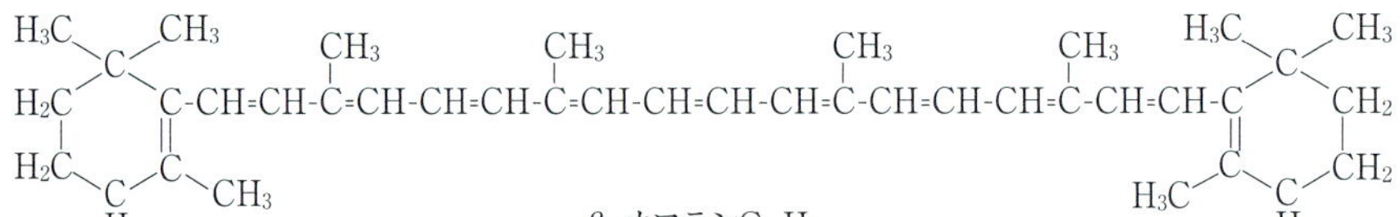

β-カロテン$C_{40}H_{55}$

クロロフィル

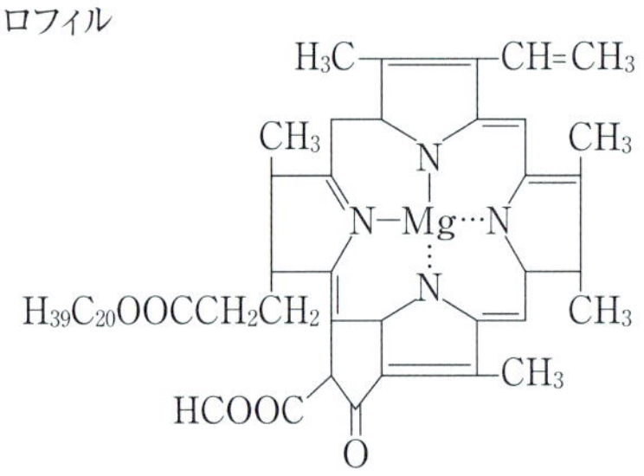

クロロフィルa

アントシアン系

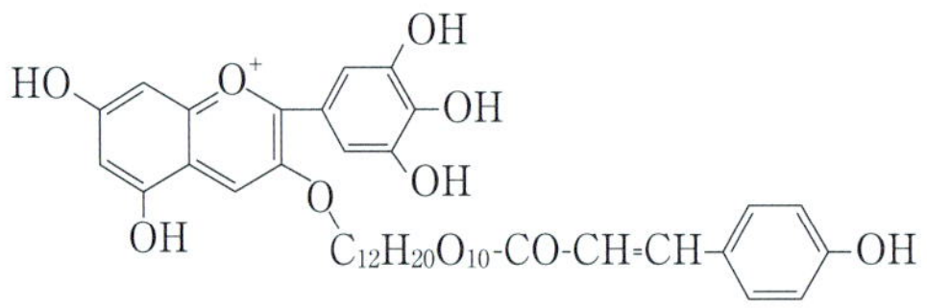

ナスニン

フラボノイド系

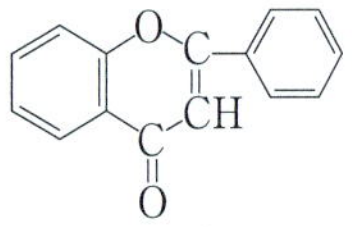

フラボン

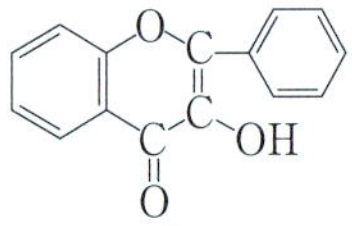

フラボノール

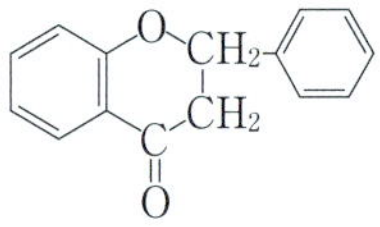

フラバノン

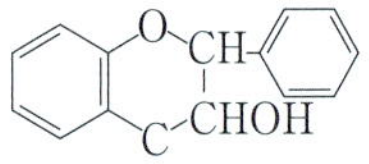

フラバノノール

図6.13　カロテノイド，クロロフィル，アントシアニンおよびフラボノイド類の化学構造

クロロフィル：野菜の葉緑体の中にカロテノイドと共存する脂溶性の色素である。酸性で不安定で褐変しやすいので，調理加工上で扱い方に配慮を要する。

アントシアニン系：赤，青，紫などの色を有する色素で水溶性の配糖体として存在する。この色素はpHにより色が変化するのが特徴である。

フラボノイド系：広義にはC_6-C_3-C_6を基本構造とする一群の化合物を総称していう。したがって，アントシアニンやカテキンなど広い意味ではこの中に入るわけであるが，一般には，これらはそれぞれ個別に扱われ，残りのものを狭義のフラボノイド系と呼んでいる。多くは配糖体として含まれる（表6.8）。

表6.8 野菜類に存在する各色素系

	種　類	所　在
カロテノイド系	カロテン リコペン キサントフィル カプサンチン クリプトキサンチン	にんじん トマト（赤色部分），すいか，かき トマト（黄褐色部分） とうがらし 黄色とうもろこし
アントシアニン系	ナスニン シアニジン シソニン	なす 赤かぶ しそ
フラボノイド系	アピイン クエルセチン ルチン	パセリ たまねぎ外皮 トマト，そば

● うま味成分

前述のように野菜類には非たんぱく態の窒素化合物が多く，これらは野菜の風味に関与すると考えられる。野菜類のうま味成分として考えられる主な物質は，遊離アミノ酸類と5′-ヌクレオチド類である。遊離アミノ酸はグルタミン，アスパラギン，グルタミン酸，アスパラギン酸，セリン，グリシン，アラニン，ロイシンが主なもので，その他，γ-アミノ酪酸，プロリン，アルギニンなどが存在する。

5′-ヌクレオチドとしては5′-AMPが3〜30 μmol/100 g，5′-UMPが1〜8 μmol/100 g程度存在し，特に5′-AMPと遊離アミノ酸類，特にグルタミン酸が野菜類のうま味に大きく関与するものと考えられる。

● あく成分

野菜のなかには，あくの強いものがあり，適宜に，あく抜きが必要である。しかし，あまり抜きすぎると持ち味が失われる。

ほうれんそう：シュウ酸

たけのこ：ホモゲンチジン酸

なす，ごぼう：ポリフェノールや無機塩類

● その他の成分

ねぎ類（にんにく，にら等）：アリインが存在し，アリイナーゼにより，アリシンを生ず

る。強い臭いはこのアリシンをベースにした硫化アリルによるものである。多くの含硫化合物を含むため，強い抗酸化性が認められる。

たまねぎ：細切りするとき催涙作用をもった物質が生成するが，これは前駆物質であるS-(1-プロペニル)-L-システインスルフォキサイドがたまねぎの酵素で分解してチオプロパノール-S-オキシドとなる。これが催涙効果をもつと説明されている。

トマト：ビタミンEが多く，抗酸化作用がある。

だいこん，からし，わさび：配糖体シニグリンが含まれ，分解するとアリルからし油（アリルイソチオシアネート）が生じ，辛味が生じる。

しょうが：香辛成分として，ジンゲロン，ショーガオールあるいはジンゲロールがある。

(7) 野菜類の生理機能作用

野菜類を主とし，その他の果実，きのこ類59種について，微生物に対する抗変異原性を調べた結果によると，キャベツ，ブロッコリー，なす，ごぼう，わけぎ，しょうがなどに強い抗変異原性が見出されている。

また疫学的調査によると，緑黄色野菜を摂取せず，喫煙，飲酒の習慣があり，肉食を好む人の各種がんによる死亡リスクを比較した場合，緑黄色野菜を摂取し，喫煙，飲酒の習慣がなく，肉食を好まない場合の各種がんによる死亡リスクは非常に少なくなるという。また喫煙，飲酒の習慣があり肉食を好む場合でも，緑黄色野菜の摂取により大幅にがん死亡リスクが低下することが認められている。

野菜類は生食するほか煮食など加熱して食する。この場合，抗変異原性活性は一部を除き多くのものが耐熱性であり，活性は残存するという。

また野菜類，果実類には抗プロモーション作用があり，ずいき，サニーレタス，なばな，カリフラワー，パセリ，花ざんしょう，しょうが，ぎんなん，くるみ，アボカド，フェイジョア，ライチー（果皮），あずき，青じそ，ビート，こうしんだいこん，ごま，くり（がいひ），ネクタリン，タアサイ，オレガノ，わらび，みつば，ゆりね，わけぎ，エシャロット，やまいも，パッションフルーツ，うめ，りんごにこの活性が認められている。このほか，アスパラガス，からしな，もやし，さんしょう，キウイフルーツ，梅干し，いちご，パイナップル，はっさくなどにはACE変換酵素（アンギオテンシンI変換酵素）阻害により降圧作用がある。

6.6.4 野菜の貯蔵，加工

(1) 野菜の貯蔵

野菜類は水分量が多く，既述のように蒸散による水分損失に伴う萎凋，呼吸による成分損失が激しく，一般に貯蔵性の乏しい食品である。したがって一部の野菜の冷凍品を除いては，収穫後，短期間に消費されている。

貯蔵は低温による呼吸作用の抑制が効果的であるが，種類によっては，品質を一定温度以下に下げると，低温障害（生理的障害）や凍結障害をきたす青果類があるので注意を要する。**表6.9**に野菜の低温障害発生温度および症状を示す。

表6.9 野菜類の低温障害発生温度および症状

種　類	科　名	温度(℃)	症　状
いんげん豆	マメ	8～10	水浸状ピッティング*
オクラ	アオイ	7.2	水浸状斑点，腐敗
かぼちゃ	ウリ	7～10	内部褐変，腐敗
きゅうり	ウリ	7.2	ピッティング，水浸状軟化
すいか	ウリ	4.4	内部褐変，オフフレーバー
メロン（カンタローブ）	ウリ	2.5～4.5	ピッティング，果表面の腐敗
メロン（ハニデュー）	ウリ	7.2～10	ピッティング，追熟不良
さつまいも	ヒルガオ	10	内部褐変，腐敗
トマト（熟果）	ナス	7.2～10	水浸状軟化，腐敗
トマト（未熟果）	ナス	12～13.5	追熟不良，腐敗
なす	ナス	7.2	ピッティング，やけ
ピーマン	ナス	7.2	ピッティング，がくと種子褐変

（*ピッティングとは，表面陥没のこと）

（2）野菜類の加工

野菜は一般に水分含量が多くカロリーは低いが，ビタミンや無機質の良い供給源であり，体内の酸性を中和する。繊維が多く含まれているので，整腸剤ともなり，栄養的価値は高い。

● **漬　物**

漬物の原理：一般に食塩が用いられる。野菜に食塩を加えると，生じた食塩水により野菜の細胞内外に浸透圧の差が生じる。その結果，細胞内外の水分は細胞外部に取り出される。細胞はこのため原形質分離を起こして死ぬ。原形質膜の半透性はなくなり，調味料などのいろいろな成分が細胞の内外に自由に出入りするようになる。この漬け込みの最中に微生物の繁殖が起こるが，食塩水によりおもに乳酸菌が残り，他の雑菌の繁殖を抑える。また細胞内の酵素作用により，野菜の成分に化学変化が生じ，でんぷんは糖に，たんぱく質はアミノ酸に分解され，さらに酵母によりアルコールとエステルが生成し，特有の香気とうま味が生じる。

漬物の分類：**表6.10**に示す。

表6.10 漬物の種類

分　類	種　類
塩漬け	はくさい，たかな等の各種菜類，らっきょうの塩漬け，梅干し，梅漬け，一夜漬けなど
酢漬け	らっきょうの甘酢漬け，しょうが酢漬け，しょうが甘酢漬け，かぶの酢漬け（千枚漬け），ピックルス類など
ぬか漬け	本漬けたくあん，早漬けたくあん，ぬかみそ漬けなど
しょう油漬け	福神漬け，野菜刻みしょう油漬け，なす，きゅうりなどのしょう油漬け，朝鮮漬けなど
かす漬け	奈良漬け，わさび漬け，山海漬けなど
その他	なす，きゅうり，ごぼう他の各種みそ漬け，なすのからし漬け，べったら漬けのようなこうじ漬け，もろみ漬けなど

● 乾燥野菜

　野菜類は水分活性が0.98～0.99と高く，収穫時に多くの微生物が付着しているので変質，腐敗しやすい。そこで乾燥脱水をして，野菜の水分活性を腐敗性菌，細菌などの水分活性以下にすれば保存性は高まる。しかし，野菜類の色素，香気成分は酵素的または非酵素的に分解されやすく，乾燥過程および貯蔵中にこれらの成分の分解が進み，食感も変化する。切干しだいこん，かんぴょう，メンマ，乾しいたけ，切干しさつまいもは逆にこれを利用した食品である。常圧乾燥では50～70℃の温風で水分含量 数％～20％まで乾燥できる。凍結乾燥の場合は，－30～－40℃で急速凍結し凍結乾燥する。凍結乾燥野菜は，インスタント食品の材料になる。

● その他の加工品

　トマト加工品：原料トマトは加工専用に栽培されたもので，果肉中のリコペン含量が多く，可溶性固形分が多い。

　　　　　トマトジュース────トマトを破砕して搾汁し，皮や種子を除いたもの。
　　　　　トマトピューレ────トマトの搾汁を濃縮したもので固形分が8～24％未満のもの。
　　　　　トマトペースト────トマトの搾汁を濃縮したもので固形分が24％以上のもの。
　　　　　トマトケチャップ──濃縮トマトに食塩，香辛料，食酢，砂糖類，およびたまねぎ，またはにんにくを加えて調味し，糊料，酸味料，調味料などを加えたもの。

　冷凍野菜：野菜を沸騰水中で数分間ブランチング（湯通し）し，クロロフィラーゼ，リポキシダーゼ，アスコルビン酸酸化酵素などの酵素類を失活させ，野菜組織の軟化，空気の追い出しを行った後，冷凍する。えだ豆，グリンピース，さやいんげん，さやえんどう，とうもろこし，そら豆，アスパラガス，ほうれんそう，ブロッコリー，かぼちゃ，にんじん，さといも，じゃがいも，これらのミックス野菜などがある。

　野菜ジュース：日本農林規格（JAS）に定義されているものには，トマトジュースとトマトミックスジュースがある。

6.7　果実類

　果実類は，野菜類とともに比較的，自給率の高い食品である。生鮮し好食品として，生食することが最も多いが，一部は缶詰，果実飲料，ジャム，マーマレードなどに加工，利用されている。

　栄養的には，野菜類に次いでビタミンCに富み，B群ビタミンを多少含むと同時に，無機質組成上，その反応がアルカリ性である。また，食物繊維の供給源である。さらに果実類は糖分，酸に富んで美味であり，芳香成分，色素成分を含み，間接的に食欲を増進させるなど，栄養価が高いと同時にし好性の強い特徴を持っている。

6.7.1 果実類の種類

果実類は，人が利用する立場から仁果類，準仁果類，核果類，漿果類，堅（乾）果類，熱帯果類に分類されている（表 6.11）。なお，いちご，メロン，すいかなどは本来野菜類に属しているが，含有成分が果実類に似ており，したがって利用形態が同じであるので果実類と同じように取り扱われている。

表 6.11 果実類の分類

分類	品種	備考
仁果類	りんご，なし，びわ，かき	花托が発達したもの
準仁果類	うんしゅうみかん，ひゅうがなつ，いよかん，なつだいだい，オレンジ，グレープフルーツ，レモン，きんかん，すだち，ゆず	子房が成熟したもの
核果類	もも，すもも，あんず，うめ，さくらんぼ，なつめ，オリーブ	子房壁が果実になったり，内果皮が固い核となったもの
漿果類	ぶどう，すぐり，ぐみ，いちじく，ざくろ	肉質が多汁であるもの
堅(乾)果類	くり，くるみ	花托や内・外・中果皮が堅い殻になっているもの
熱帯果類	バナナ，パイナップル，パパイア，マンゴー，キウィフルーツ，マンゴスチン，ドリアン	熱帯で生産されるもの

6.7.2 果実類の化学成分

果実類の主成分は水分で 80〜90％，主栄養素は糖質とビタミン C である。

(1) 炭水化物

果実類の炭水化物は，主として糖質とペクチン，ヘミセルロースである。糖質はバナナ（約 20％），かき，ぶどう（約 15％）を除けば 10〜12％であり，熟果においてはでんぷんをほとんど含まず，ぶどう糖，果糖およびショ糖が主成分となっている。これらの糖類の割合，含量は果実の種類だけでなく，品種，成熟度，産地により異なる。またバナナ，くりは糖類のほかでんぷんを多く含む。

ペクチン含量については，未熟の果実，特に果皮には不溶性のプロトペクチンが多いが，成熟するにつれて可溶性のペクチンが増加してくる。ペクチンは糖，有機酸が適量混合するとゼリーとなるので果実加工上，重視されている。

(2) 有機酸

果実類の有機酸はクエン酸，リンゴ酸，酒石酸が主なものであり，果実の味を特徴づけている。これらの有機酸はそれぞれ味が異なり，したがってそれぞれの有機酸含量のみでなく，有機酸同士の組合せによっても味が異なってくる。品種，熟期，産地によっても有機酸組成は異なる。これらの有機酸は果実中では一部が無機質と塩を形成している。りんご，なし，もも，うめ，みかん，ぶどう，おうとう，いちごなど，主要な果実の全酸に対する平均遊離酸の割合

は99.4％程度である。しかしメロンは10％が遊離酸にすぎない。

　果実の有機酸含量と，その組成は上述のように，果実の味を特徴づけるが，同時に，他の成分，特に糖分による影響を受け，糖分／酸量は糖酸比（甘酸比）と呼ばれ果実の味を左右する主要因子とされている。同一種の果実においても品種や産地により異なる。

（3）　無機質とビタミン

　果実類の無機質組成は野菜と類似し，カリウムが最も多く，リン，カルシウム，マグネシウムがこれに次いでいる。無機質の反応はアルカリ性でアルカリ度は2～8の範囲である。

　果実類のビタミン含量はプロビタミンAについては黄色の果実類に多く，ビタミンCはかんきつ類，かき，いちごに多い。一般にビタミン類は果肉より果皮に多い。果実は生食するため，ビタミン類は特に多くないが，ビタミンの調理による損失はない。

（4）　し好成分

　果実類のし好成分として重要なものは，果実のし好性に深く関与している芳香成分と色素成分である。

芳香成分：芳香族アルコールとギ酸，酢酸のような酸とのエステル類，アルデヒド類，テルペン類によるもの。

色素成分：アントシアニンは酸性で赤，アルカリ性では青紫，カロテノイド系の黄色色素はカロテン，リコペン，キサントフィルなど種類が多い。

　また，果実の味は，糖分，酸量に深く影響されるが，同時に遊離アミノ酸類も果実の味に関与している。

6.7.3　果実類の貯蔵，加工

（1）　果実類の貯蔵

　果実類は生きており，収穫後貯蔵中でも呼吸を続けている。この呼吸作用により果実内の栄養成分が減少するとともに追熟も進み，腐敗へとつながっていく。この呼吸作用を抑えれば，果実の品質劣化を遅らせることができる。この原理を用いた貯蔵法の一つが，低温による保存である。また，低温だけでなく周囲の空気組成を変えることにより，さらに果実の呼吸作用を抑制し貯蔵期間を延ばす方法がある。

● 低温貯蔵

　野菜類と同様低温貯蔵は一部の果実類を除いて果実類においても有効な貯蔵法である。低温障害を起こす果実と症状を表6.12に示す。

● CA貯蔵

　CA貯蔵は，高湿度・低温に加えて貯蔵庫内の空気組成を人工的に調節することで積極的に呼吸作用を抑え，果実を長期保存しようとするものである。特に果実の中でも成熟過程後半に呼吸の一過性上昇現象（クライマクテリック・ライズ）が認められるクライマクテリック型果実（表6.13）の貯蔵に適している。これらの果実を呼吸上昇前に収穫し，CA貯蔵によりクライマクテリック・ライズの発現を遅らせることで追熟が抑制でき，新鮮で高品質の果実の長期

表 6.12 果実類の低温障害発生温度および症状

アボガト	クスノキ	5～11	追熟不良，果肉の変色
うめ	バラ	5～6	ピッティング，褐変
オリーブ	モクセイ	7.2	内部褐変
オレンジ	カンキツ	2～7	ピッティング，褐変
グレープフルーツ	カンキツ	8～10	ピッティング
レモン（黄熟果）	カンキツ	0～4.5	ピッティング，じょうのう褐変
レモン（緑熟果）	カンキツ	11～14.5	ピッティング
はっさく	カンキツ	4～6	こはん症
なつみかん	カンキツ	3～7	こはん症，褐変
バナナ	バショウ	12～14.5	黒皮褐変，追熟不良
パイナップル	パイナップル	4.5～7.2	果芯部黒変，追熟不良
パッションフルーツ	トケイソウ	5.5～7	オフフレーバー
パパイア（熟果）	パパイヤ	7.5～8.5	ピッティング，オフフレーバー
パパイア（未熟果）	パパイヤ	10	ピッティング，追熟不良
マンゴー	ウルシ	7～11	追熟不良
りんご（一部の品種）	バラ	2.2～3.3	内部褐変，やけ

表 6.13 成熟過程における呼吸特性に基づく果実の分類

クライマクテリック型果実	バナナ，りんご，洋なし，もも，すもも，メロン，あんず，マンゴー，パパイア
非クライマクテリック型	みかん，グレープフルーツ，ぶどう，いちじく

保存が可能となる。

しかしながら，酸素が少なすぎる状態では，嫌気的な呼吸を起こしてアルコールなどが発生し，品質が低下する。また，二酸化炭素濃度が高すぎても異臭の発生や褐変などの二酸化炭素障害が発生する。理論的にはすぐれた方法ではあるが，りんごの長期貯蔵以外には，あまり実用化されていない。

● MA 包装

果実をポリエチレンやポリプロピレンなどの袋で包装すると，低温貯蔵中における水分の蒸散が抑制され，かつ，果実自身の呼吸作用により袋内の空気組成が，低酸素，高二酸化炭素状態となり，一種の CA 貯蔵効果が現れる。このような方法を MA 包装と呼んでいる。

（2） 果実類の加工

● ジャム類

果実の果肉を煮詰めた加工品で，マーマレード，ゼリー，ジャム，プレザーブ，果実バター，フルーツソースなどを総称したものである。

ゼリー化について：ペクチン，酸，糖の共存が必要。パイナップル（プロメライン），パパイア（パパイン），キウイフルーツ（アクチニジン），いちじく（フィシン）は生のまま入れるとカッコ内のプロテアーゼがたんぱく質を分解し，ゼリー化を阻害する。

● 果実飲料

果実飲料は，日本農林規格（JAS 規格）によってジュースと果汁入り飲料に分類される。

ジュース：果汁の糖用屈折計示度が基準値に対して100％以上のもの。
　　果実ジュース ─┬─ ストレート（果実を搾ったままのもの）
　　　　　　　　　└─ 濃縮ジュース（濃縮果汁を還元したもの）
　　果粒入り果汁ジュース ── 果実ジュースに果粒を加えたもの
　　果実・野菜ミックスジュース ─ 果実ジュースと野菜ジュースを混合したもので果実
　　　　　　　　　　　　　　　　　ジュースの製品に占める割合が50％以上のもの
果汁入り飲料：果汁の使用割合が糖用屈折計示度の基準値に対して10％以上100％未満のものまたは，これに野菜汁や果粒などを混ぜたもの。

● **果実缶詰**

日本ではみかん缶詰が多く消費され，次いでもも，パイナップル缶詰が多い。その他りんご，くり，さくらんぼ，びわ，ぶどう，混合果実（2種類以上），フルーツカクテル（4種類以上混合）などの缶詰がある。原料の調整（選別，洗浄，切断，除核，剥皮，整形など）を行い，ブランチングにより酵素活性の失活，果肉・組織中の脱気後，果肉を缶に詰め，充てん液を注入する。缶内空気を排除させるために脱気し，シーマーで密封する。その後，加熱殺菌，流水あるいは冷水中で急冷却する。

● **乾燥果実**

果肉を乾燥したもので，加水すると新鮮な果実に復元するものと，加水しても復元せずに異なった風味と果肉組織を与えるものがある。

● **さわしがき**

渋がき中の渋味成分である水溶性タンニンを不溶性にして，人工的に脱渋したかきのことである。人工的脱渋方法として，干し柿，湯抜き，アルコール散布，二酸化炭素を用いる方法などがある。

● **果実酒**

果実を発酵させた酒類のことで，エキス分21度未満のものである。世界的にみれば，ぶどう酒がビールに次いで消費されている。りんご，なし，びわ，いちご，さくらんぼ，マルメロ，もも，あんずなども果実酒の原料とされている。

6.8　きのこ類

6.8.1　きのことは

きのことは菌類（担子菌および子のう菌）の大型の子実体をいう。各地で食用とされているきのこは200種におよぶが，利用されているきのこのほとんどは担子菌類に属する。子のう菌類の中で有名なきのこはフランス料理に使われるあみがさたけや西洋松露（トリュフ）などで，わが国ではいずれも輸入品が利用されている状況である。現在人工栽培されている一般的なきのこは，しいたけ，えのきたけ，なめこ，ひらたけ，ぶなしめじ，マッシュルーム（つく

りたけ），まいたけ，エリンギ，きくらげなどである。

6.8.2 きのこ類の成分組成

きのこの栄養成分については，日本食品標準成分表 2015 年版に，えのきたけ以下合計 19 種のきのこの成分が記載されている。成分表に記載されているきのこはまつたけ，ほんしめじを除けばほとんど栽培品である。これら成分表のきのこの主要成分は野菜類と類似している。

成分表ではきのこのエネルギー値は暫定値として示されているが，エネルギー値は 11～23 kcal と，エネルギーの低い食品といえる。

生のきのこは 90% 内外が水分で残りが固形物である。固形物の組成は炭水化物が 65% を占めその他として，たんぱく質 25%，脂質 4%，灰分 8% から成りたっている。

きのこのたんぱく質は生体に 1～6% 含まれる。おいしいきのこはグルタミン酸やアラニンの含量が多い。非たんぱく態アミノ酸として有名なものとしてはえとりしめじに存在するトリコロミン酸およびてんぐたけ，べにてんぐたけに存在するイボテン酸がある。これらは非常に強いうま味をもち，また殺蝿作用を有する。

脂質は生体で 0.1～0.6% 程度で多くないが，その含量は種類により差が認められている。きのこを構成する脂肪酸はきのこの種類により特徴があり，一般の食用きのこはリノール酸やオレイン酸が多いが，えのきたけではリノレン酸の含量が他のきのこに比べて多い。きのこのステロールはエルゴステロールが主体であり，乾物換算で 300～500 mg/100 g のものが多い。

きのこの炭水化物としては一般的な五炭糖，六炭糖の他に二糖類としてトレハロース，糖アルコールとしてマンニトールを含むが，これらはきのこのうま味とも関係がある。その他アミノ糖であるキチンを含む。また，きのこ類は栄養的な面で近年関心の高い食物繊維の良い給源である。食品成分表によれば，生鮮きのこの水溶性食物繊維は 0.2～1.0% を占め，なめこでは特に多く 1% を占める。不溶性食物繊維は 1.8～5.1% を占め，まつたけでは 4.4% である。総食物繊維量は 1.9～5.5% である。干ししいたけではそれぞれ 3.0%，38.0%，41.0% である。乾燥きのこで食物繊維の最も多いのはあらげきくらげで，水溶性食物繊維 6.3%，不溶性食物繊維 73.1%，総食物繊維量は実に 79.4% を占める。これら食物繊維の中には抗癌性をはじめ多種類の機能性が明らかになってきている。

きのこ類には日本人の食生活からみて不足しがちなミネラルを多く含むことはない。しかし，微量元素である亜鉛や銅は野菜類の倍近く含まれている。

きのこ類に比較的多く存在するビタミンは，ビタミン B 群で野菜類と比較すると，ビタミン B_1 は 2.1 倍，ビタミン B_2 は 2.6 倍，ナイアシンは 9 倍含んでおり B 群の良い給源である。きのこ類はプロビタミン D_2（エルゴステロール）は多いが，ビタミン D は存在しないとされていたが，紫外線にあたった子実体ではかなりの量が D_2 に変わることが明らかになっている。

このようにきのこ類にもいろいろな栄養成分が含まれるが，消化があまりよくないことを考えると，栄養成分を期待するよりも香りや味を楽しむ食品と考えるべきである。また近年各種きのこの中に多くの機能性物質が見出されてきており機能性食品として見直されてきている。

さらにきのこに存在する各種の酵素についても，食品工業の上に役立つものが多い。反面，生きのこは変質しやすいので，塩蔵，冷凍，びん詰，缶詰などの他に乾燥して貯蔵される。

6.8.3 代表的なきのこの特徴

（1） しいたけ

ほだ木による人工栽培で1年中生産されているが，最近は菌床栽培品が多く出まわっている。乾しいたけでは，傘の開いた肉のうすい香信（こうしん）と，傘が開かず内側に巻き込んだ肉厚の冬菇（どんこ）とがある。冬菇のほうが味もよく値段も高い。しいたけの呈味成分の主体は 5′-グアニル酸とされている。干ししいたけの香気成分はレンチオニンと呼ばれる含硫化合物である。その他コレステロールを低下させるエリタデニンや，抗腫瘍作用をもつ多糖類レンチナンが含まれる。しいたけ中にはビタミンDも存在することが明らかになってきている。

（2） まつたけ

独得の香りと歯切れのよさで好まれる日本を代表する食用きのこである。秋に赤松，黒松，コメツガなどの林に出る。生きた木の根に菌根を形成して生育し，現在のところ，人工栽培は成功していない。年々生産量が減少しており，中国，韓国，カナダ，アメリカなどから輸入されている。特有の香気成分は，1-オクテン-3-オール，桂皮酸メチルである。

（3） ひらたけ

菌床栽培された発生初期のものがほんしめじや千本しめじに似ているので，○○しめじと称して市販されてきた。また現在，しめじとして料理番組で使われている栽培きのこは"ぶなしめじ"のことである。本物のしめじ（ほんしめじ）は栽培に成功しているが，流通は限られている。

（4） えのきたけ

現在は長野県を中心にのこ屑栽培がなされているが，これは光を調節し，茎を長くしたもやしのようなもので，天然のきのことは形態が全く異なっている。えのきたけにはγ-アミノ酪酸（GABA）やオルニチンが多く含まれる。

（5） なめこ

なめことは俗に粘質物の多い食用きのこを総称することが多く，ぬめりすぎたけと真正のなめこが混合されている場合がある。成分ではぬるぬるした食感のもとになる粘質物（ペクチン質）に特徴がある。

（6） マッシュルーム

世界的に広く人工栽培されているきのこで，マッシュルームは通称で，和名はつくりたけである。傘の色によりホワイト，クリーム，ブラウン種がある。香気は少ないが，独得の舌ざわりがある。

6.9 藻類

食用となる藻類にはあおさ，あおのり，クロレラなどの緑藻，昆布，わかめ，ひじきなどの褐藻，あまのり，てんぐさなどの紅藻，すいぜんじのり，かわたけ，いしくらげなどの藍藻がある。糖質や脂質などの栄養素は少なく，エネルギー源としては期待できないが，藻類に含まれる食物繊維の生理効果から，食物繊維の供給源として見直されている。また，藻類は灰分が多く，各種ミネラルの効果的な供給源にもなっている。

6.9.1 昆布

（1）種類

代表的な褐藻類である昆布にはコンブ属の真昆布，利尻昆布，細目昆布，三石昆布，長昆布，鬼昆布の他，トロロコンブ属のとろろ昆布，ネコアシコンブ属の猫足昆布などがある。主産地は北海道であるが，養殖技術が進みその他の地域でも養殖されている。

（2）成分

昆布にはアルギン酸，フコイダンなど褐藻類特有の不溶性食物繊維（ネバネバ感をもつ）を含んでいる。アルギン酸は D-マンヌロン酸と L-グルクロン酸から構成される多糖類で，水には不溶だが，希アルカリ水に良く溶ける。この溶液は粘性が高いので，アイスクリームをはじ

表 6.14 海藻のエキス成分　　　　　（mg/100 g 乾物）

アミノ酸	真昆布	わかめ	あおのり	すさびのり
アラニン	150	617	24	1530
アルギニン	2	37	2	15
アスパラギン酸	1450	5	14	322
システイン酸	−	5	13	−
システノール酸	−	2	73	−
グルタミン酸	4100	90	55	1330
グリシン	9	455	5	24
ヒスチジン	1	2	0	10
イソロイシン	8	11	6	20
ロイシン	5	20	7	31
リジン	5	35	1	12
メチオニン	3	2	0	2
フェニルアラニン	5	9	38	7
プロリン	175	156	51	4
セリン	27	64	34	37
タウリン	1	12	2	1210
スレオニン	17	90	4	46
トリプトファン	+	6	1	0
チロシン	4	10	2	13
バリン	3	11	4	41

注：+ = 微量，− = 痕跡　　　　　（大石圭一編，海藻の科学，朝倉書店より引用）

め多くの加工食品の増粘剤や乳化剤として利用されている。また，フコイダンはL-フコースを中心にウロン酸や硫酸が結合した多糖類である。抗血液凝固作用や免疫活性作用などの働きが注目されている。ミネラルでは特にヨウ素が多く含まれ，その他のミネラル（カルシウム，カリウム，マグネシウム，鉄，亜鉛，銅など）も植物より多く，優れた供給源となっている。なお，昆布のエキス成分（遊離アミノ酸）の主成分はグルタミン酸であり，他にアスパラギン酸，プロリン，アラニンなども多い（表6.14）。

（3）加工品

主に乾製品に加工される。その他，酢で処理して昆布を薄く削ったおぼろ昆布，表面を削り芯部を製品化した白板昆布（バッテラに用いる），細目昆布を細かく刻み，板状にし乾燥させた抄き昆布などがある。

6.9.2 わかめ，あらめ

（1）種 類

わかめ，あらめは褐藻類，コンブ目に属している。この他，ちがいそ，あおわかめ，ひろめなどもあるが，わかめほど品質は良くない。

（2）成 分

食物繊維では褐藻類の特徴であるアルギン酸やフコイダンが多く含まれる。ミネラルではカルシウム，ヨウ素，鉄などが多い。ビタミンでは葉酸があらめに多量に含まれており，レバーやほうれんそうに匹敵している。また，エキス成分ではアラニンが主成分である。

（3）加工品

素干し，灰干しなどの乾燥品の他，湯通し後，塩蔵品に加工して流通される。

6.9.3 ひじき，もずく

（1）種 類

ひじき，もずくは褐藻類に属し，昔から食用にされてきた。もずくは主に養殖で生産され，おきなわもずくといしもずくが市場のほとんどを占めている。

（2）成 分

アルギン酸やフコイダンの他，カルシウム，鉄，リンなどのミネラルが多く含まれる。特に，もずくにはフコイダンが多く含まれ，おきなわもずくは昆布より多い。

（3）加工品

干乾品，塩蔵品などに加工され保存される。

6.9.4 の り

（1）種 類

のりの代表であるあさくさのりやすさびのりはウシクノリ科，アマノリ属の紅藻であり，各地で養殖が盛んに行われている。この他，アマノリ属には約20種あり，おにあまのり，くろ

のり，うっぷるいのり，まるばあまのりなどは岩のりといわれ，主に産地で消費されている。また，うしくのりは乾燥品にすると，あさくさのりに似た香りを持ち食用にされている。

（2）成　分

紅藻類の中でアマノリ属は大豆に劣らない量のたんぱく質を含んでいる。アミノ酸ではアラニン，グルタミン酸，タウリンなどのエキス成分を多く含むのが特徴である。また，ビタミンではビタミンA，B類，Cなどを豊富に含み，ほうれんそうと比較しても遜色のない量である。ミネラルでは鉄，ヨウ素，マグネシウム，亜鉛などが多く含まれている。なお，のりには熱に安定なクロロフィル（aとd），カロテンの他に熱に不安定なフィコエリスリン（赤色）やフィコシアニン（青色）などの色素たんぱく質を含んでいる。干しのりを180～200℃で焙焼するとフィコエリスリンが退色し，熱に安定なクロロフィルやフィコシアニンが残るため，焼きのりの色は緑色になる。

（3）加工品

あさくさのり，すさびのりの乾燥品は焼きのり，味付けのりに加工される他，岩のり類は佃煮に，うしくのりは乾燥品がフリカケなどに加工される。

6.9.5　てんぐさ，おごのり

（1）種　類

紅藻類にはあまのりの他，てんぐさ，おごのり，いぎす，すぎのり，つのまた，えごのり，むかでのり，とさかのり，ふのりなどがあり，生鮮品，加工品に利用されている。

（2）成　分

てんぐさ，いぎす，おごのりなど寒天の原料となる紅藻類は，乾物で約30%の寒天分を含んでいる。その他，食物繊維（セルロース）を約12%程度含んでいる。また，寒天はD-ガラクトースと3,6-アンヒドロ-L-ガラクトースが連なった構造をしており，この中にカルシウム，鉄，リンなどが含まれている。また，寒天はゲル化力の強いアガロース（D-ガラクトースと3,6-アンヒドロ-L-ガラクトースが連なった構造）とゲル化力の弱いアガロペクチンから構成されており，この中にカルシウム，鉄，リンなどが含まれている。

（3）加工品

てんぐさ，おごのりなどから天然寒天，工業寒天，精製寒天などが製造される他，乾燥品，塩蔵品なども製造されている。おごのりやとさかのりは湯通しや水さらしなどを行い，緑色や白色にし，刺身のツマに使用する他，乾燥させてサラダ用などになる。

6.9.6　あおのり，かわのり

（1）種　類

緑藻類にあおのり，あおさ，ひとえぐさ，うみぶどう，みる，まつのり，淡水藻のかわのり，すいぜんじのりなどがある。

（2）成　　分

緑藻類はたんぱく質含量が高く，カルシウム，リン，鉄などのミネラルやレチノールなどを多く含んでいる。特にあおのりはビタミンA，Cを多く含み，すいぜんじのりはカルシウムを多く含んでいる。また，あおのりの香気は多量に含まれるジメチルサルファイドによる。

（3）加 工 品

あおのりは乾燥させた後加熱し，破砕し，もみあおのりとなる。あさくさのりと同じように抄いて干乾させ，抄きあおのりとなる。あおさ，ひとえぐさ，うみぶどうなどは乾燥品や塩蔵品に加工される。また，かわのりやすいぜんじのりは板状の乾燥品に加工されることが多い。

6.10　魚介類

　魚介類は1年に1度，味が最も良くなる"旬"という時期がある（**表6.15**）。この時期の魚介類は体内に多量の脂質，グリコーゲン，遊離アミノ酸などを蓄えている。これは産卵期前にエサを多量に摂取することによるもので，産卵後には各成分とも顕著に減少し，味も落ちる。また，貝類ではまがきのように，グリコーゲンを多く蓄える時期を旬という。次に，魚介類の特徴として，心臓血管系の疾患，炎症，免疫などの予防に効果をもたらす成分が含まれていることがあげられる。例えば，魚類に含まれる脂質にはn-3系ポリエン酸のイコサペンタエン酸（EPA）やドコサヘキサエン酸（DHA）が多量に含まれ，心筋梗塞の予防をはじめさまざまな疾病に対し有効であることがわかっている。さらにエキス成分では糖尿病予防に効果のあるタウリン，高血圧，潰瘍，白内障の予防に有効なカルノシンなどの存在が知られている。なお，魚介類のたんぱく質は，水溶性の筋形質たんぱく質（ミオグロビン，ミオゲン，ヘモグロビンなど），塩溶性の筋原線維たんぱく質（ミオシン，アクチン，トロポニン，トロポミオシンなど）および不溶性の筋基質たんぱく質（コラーゲン，エラスチンなど）の3つに分類される。魚肉には筋原線維たんぱく質が最も多く含まれ，次いで筋形質たんぱく質，筋基質たんぱく質の順である。魚肉が畜肉より軟らかいのは，筋基質たんぱく質の含量が畜肉よりかなり低いからである。

表6.15　主な魚介類の旬

季　節	種　　　　　　　類
春	さわら，とびうお，にしん，むろあじ，きす，さより，ほうぼう，あなご，わかさぎ，ます，やりいか，あさり，ほたて，ばい
夏	くろだい，すずき，あいなめ，しまあじ，こち，きす，はも，いさき，べら，かわはぎ，きわだ，あゆ，うなぎ，なまず，いなだ，めばる，めがいあわび
秋	かつお，さんま，あじ，ほんさば，さけ，ぼら，すずき，あまだい，かます，このしろ，まはぜ，したびらめ，けんさきいか，かき，なまこ
冬	ぶり，まぐろ，かじき，いわし，このしろ，きだい，まだい，えそ，ひらめ，かれい，たちうお，はぜ，たら，まながつお，あんこう，ふぐ，あなご，わかさぎ，ずわいがに，たらばがに，しじみ，さざえ

6.10.1 まぐろ類

(1) 種　類

まぐろ類にはくろまぐろ（本まぐろ，ほんしび，おおまぐろともいう），めばち（ばちともいう），びんなが，きはだまぐろ，みなみまぐろなどがあり，いずれも赤道を中心とした20～30℃の水温域を回遊する大型の熱帯性魚類である。これらの中ですし種や刺身として最も高級とされるものはくろまぐろであり，大型のものでは体長3～4 m，体重200～300 kgにも達し，まぐろ類最大の魚である。産卵前の脂ののった腹部からは"大とろ"，"中とろ"がとれ，刺身として生食される。めばちは大型のもので体長2～3 m，体重70～80 kg程度の魚で，肉色はくろまぐろと同様，色が濃く，味も良いので生食を中心に調理済食品，缶詰などに用いられている。みなみまぐろはインドまぐろ，豪州まぐろともいわれ，くろまぐろ同様大型のまぐろ類であり，体重200～300 kgにも達する。"大とろ"がとれるため近年，高級魚として取り引きされるようになり，刺身やすし種などの生食用に用いられている。きはだまぐろは背びれと尾びれが黄色く，長く立っているのが特徴である。肉食はうすく，味は淡白であり，刺身や缶詰などに用いられる。びんながはびんちょうともいわれ，胸びれが長いのが特徴である。まぐろ類では小型であり，体重20～30 kg程度の魚である。肉色はうすく，淡白な味である。また，まぐろの中でかじきにはまかじき，くろかわかじき，しろかわかじき，めかじきなどがあり，生食用としては肉色が鮮紅色のまかじきが用いられる。

(2) 成　分（表6.16，6.17）

まぐろのような回遊魚は底棲性の魚類に比べ筋線維が細く，筋原線維たんぱく質に対して筋形質たんぱく質の割合が多いのが特徴である。筋形質たんぱく質とは，代謝に関係するアルブミンに属するたんぱく質と色素たんぱく質（ミオグロビン）をいい，血合肉に多く含まれる。一方，日本食品標準成分表2015年版をみると，まぐろ類は赤身と脂質に分けて各種成分含量が記載されているが，まぐろ類に限らず魚類は季節，年齢，栄養状態などによる変動が大きく，成分差が顕著である。特に脂質は普通肉より血合肉に多く含まれるため，まぐろのような回遊魚では季節的な変動が大きい。さらに，まぐろ類の脂肪酸組成をみると，飽和脂肪酸ではパルミチン酸，不飽和脂肪酸ではオレイン酸を最も多く含むが，魚油の特徴である二重結合を4～6個もつイコサペンタエン酸やドコサヘキサエン酸なども多量に含んでいる。また，ビタミンではA，D，Eなどの脂溶性ビタミンや水溶性ビタミンのB類を含むが，ビタミンAおよびDはいずれも腹部（大とろ，中とろ）に多く含まれる。なお，まぐろの品質成分である色素たんぱく質のミオグロビン，ヘモグロビン，チトクロームなどは温度，pH，塩濃度などにより変色しやすいため，刺身用のまぐろはその予防として−45～−65℃の超低温で冷凍保存される。

(3) 加工品

まぐろ類の加工品で代表的なものは水煮および油漬け缶詰である。原料のまぐろはびんなが，きはだ，めばちなどが使用されるが，きはだ，めばちの缶詰は肉色が淡紅色であるためラ

表 6.16　魚類における普通肉と血合肉のエキス成分　　　　（mg/100 g 筋肉）

魚　　種	かつお		いわし		まさば		まあじ		こい		するめいか	くるまえび	くろあわび
筋　　肉	W	D	W	D	W	D	W	D	W	D			
非蛋白態窒素	745	491	516	386	581	345	407	342	359	267	887	835	506
ニンヒドリン陽性物質													
タウリン	23	714	45	510	17	808	87	424	152	346	415	150	946
アスパラギン酸	−	+	−	1	−	−	−	1	+	+	7		9
スレオニン	+	1	3	3	19	6	6	5	14	14	16	13	82
セリン	1	2	6	1	2	7	6	3	14	17	15	133	95
グルタミン酸	3	5	12	6	1	14	17	18	2	15	16	34	109
グリシン	1	7	6	6	2	4	6	6	55	16	55	1220	174
プロリン	−	12	−	−	−	−	+	2	−	−	897	203	83
アラニン	8	30	20	57	10	38	20	27	20	19	38	43	98
バリン	+	+	1	+	+	1	+	1	+	+	11	17	37
システイン	1	2	3	3	2	3	4	4	2	2			
メチオニン	+	1	1	1	1	1	1	1	1	1	15	12	13
イソロイシン	+	1	1	2	1	2	2	2	1	1	13	9	18
ロイシン	1	2	2	3	2	3	4	4	3	3	22	13	24
チロシン	+	1	1	1	2	3	1	1	2	2	8	20	57
フェニルアラニン	2	4	+	+	9	3	2	1	2	+	10	7	26
オルニチン	1	2	1	+	3	3	4	2	+	2	3		
リジン	24	17	12	6	66	16	25	18	48	27	12	52	76
ヒスチジン	1865	241	64	52	754	183	282	76	205	85	164	16	23
アンセリン	93	9	+	−	+	+	−	−	−	−			
カルノシン	28	86	−	−	+	+	+	−	−	−			
アルギニン	6	13	12	+	10	11	7	7	18	14	49	902	299

注：W＝普通肉，D＝血合肉，＋＝微量，−＝痕跡
（田口　武，食の科学（1989），須山三千三，三輪勝利，水産加工，建帛社を参考に作成）

イトミートツナといわれ，びんながから製造されるホワイトミートツナに比べ評価が低い。肉詰量はツナ1号缶で295～310 g，2号缶で157～162 g，3号缶で80～86 gである。いずれも真空巻締機により密封した後，加熱殺菌後製品となる。この他，まぐろ類は魚肉ハム・ソーセージ，みそ漬けなどに加工されている。また，くろかわかじきは練り製品に使用すると足が強化されるため，原料の一部として配合されることがある。

6.10.2　かつお類

（1）種　類

かつお類にはかつお，そうだがつお，はがつお，すまがつおなどがあり，食材としてはかつおとそうだがつおが多く用いられる。かつおは大型のもので約1 m程度にもなるが，通常は50 cm前後のものが漁獲される。まぐろと同様，回遊魚の代表的なものであり，マリアナ諸島から三陸沖，北海道沖にかけて南北移動する魚である。初がつおといわれる春先から初夏にかけて獲れるかつおはやせており，脂質が少なく，美味ではないがかつお節製造に向いている。しかし，9月中旬から10月にかけて北海道沖から南下する戻りかつおは脂質が多く含まれ，

表6.17 魚肉に含まれる総脂質の脂肪酸組成

食品名	脂肪酸組成							総脂肪酸100 g 当たり脂肪酸 (g)					脂質1 g 当たり脂肪酸 (mg)			脂質(%)
	飽和脂肪酸			一価不飽和脂肪酸			多価不飽和脂肪酸					飽和	不飽和		総量	
	14:0	16:0	18:0	16:1	18:1	20:1	18:2 n-6	18:3 n-3	20:4 n-6	20:5 n-3	22:6 n-3		一価	多価		
	ミリスチン酸	パルミチン酸	ステアリン酸	パルミトレイン酸	オレイン酸	イコセン酸	リノール酸	α-リノレン酸	アラキドン酸	イコサペンタエン酸	ドコサヘキサエン酸					
まあじ（皮付き, 生）	3.5	19.9	7.3	6.1	18.8	2.2	0.9	0.5	1.8	8.8	17.0	245	232	270	747	4.5
まいわし（生）	6.7	22.4	5.0	5.9	15.1	3.1	1.3	0.9	1.5	11.2	12.6	276	202	274	752	9.2
うなぎ（養殖, 生）	3.6	18.0	4.6	6.3	38.1	6.9	1.4	0.4	0.5	3.8	6.9	214	437	150	800	19.3
かつお（春獲り, 生）	2.5	22.7	8.7	3.4	14.0	1.1	1.2	0.7	2.5	7.4	27.0	239	131	284	655	0.5
かつお（秋獲り, 生）	4.9	19.8	4.8	5.2	16.5	2.9	1.8	0.9	1.8	8.5	20.7	242	215	297	754	6.2
まさば（生）	4.0	24.0	6.7	5.3	27.0	4.0	1.1	0.6	1.5	5.7	7.9	272	299	158	729	16.8
さんま（皮つき, 生）	7.3	11.4	1.9	3.3	5.8	17.6	1.4	1.1	0.5	4.6	8.6	172	424	186	782	23.6
まだら（生）	1.1	18.5	4.4	1.9	15.4	2.3	0.7	0.3	2.9	17.3	31.0	166	141	372	679	0.2
ひらめ（天然, 生）	5.6	17.7	3.7	6.8	15.0	4.8	1.0	0.5	2.9	8.2	19.0	216	240	304	760	2.0
ひらめ（養殖, 皮つき, 生）	4.3	18.2	3.4	6.0	20.4	3.1	5.8	1.1	1.4	5.9	18.0	217	259	318	794	3.7
ぶり（成魚, 生）	5.8	20.6	5.9	7.1	18.7	3.7	1.5	0.8	1.2	7.4	1.7	251	247	211	722	17.6
くろまぐろ（赤身, 生）	2.5	18.0	8.8	3.4	23.7	4.1	1.0	0.4	2.0	3.4	6.4	175	210	139	560	1.4
くろまぐろ（脂身, 生）	4.0	15.4	4.9	4.4	20.6	7.9	1.5	0.9	0.8	6.4	14.1	215	371	233	824	27.5

（日本食品標準成分表2015年版 脂肪酸成分表編を参考に作成）

生食として珍重される。

（2）成　分

　かつおはまぐろより肉中の血液量が多く，変色しやすい魚である。かつおのように血合筋の発達した回遊魚はミオグロビンや酸化還元反応に関与するチトクロームが多量に含まれるのが特徴である。また，かつおもまぐろと同様に成分の季節的変動が大きく，春獲りと秋獲りを比較すると，たんぱく質，炭水化物および灰分ではほとんど差はみられないが，脂質において変動がみられ，秋獲りは春獲りに比べ約10倍の含量を示す。したがって，脂溶性ビタミンのAとDの含量も秋獲りが2～4倍量多く含まれる。さらにかつおに含まれる脂質の脂肪酸組成をみると，魚類の特徴であるオレイン酸，リノール酸，イコサペンタエン酸，ドコサヘキサエン酸など高度不飽和脂肪酸を多量に含んでいる。なお，かつおにはヒスチジン，タウリン，イノシン酸などのエキス成分が底棲性の魚類に比較し約2倍多く含まれている。エキス成分は魚のうま味や生理機能に関係する物質であり，特にかつおの血合肉にヒスチジン，イノシン酸などが多く含まれる。

(3) 加工品

代表的なかつおの加工品はかつお節である。その品質はかつおの脂質含量に関係し，1〜3%程度含まれる原料肉が適している。したがって，沖縄から伊豆七島近海で漁獲されたかつおがこの条件に適しており，この地域ではかつお節の製造が盛んである。かつお節を製造する際の特徴はかつお肉を煮熟した後，燻乾を繰り返し行うことと，その後の4回程度のかび付けである。燻乾により，水分率が徐々に低下すると同時に芳香が加わり，脂質の酸化も抑制される。さらにかび付けにより水分および脂質含量が低下した結果，水分活性が顕著に低くなり，香りと保存性が高まるのである。こうしてできたものを本枯れ節という。使用するかびには *Asp. glaucus, Asp. ruber, Asp. repenus* などがある。その他の加工品として，かつおの水煮および油漬け缶詰，かつおの缶詰を製造する際に除去される内臓を利用して，かつおの酒盗（塩辛）も製造される。脂質含量の高い秋季のかつおは油焼けしやすいので，これらの加工品にはほとんど使用されない。

6.10.3 いわし類

(1) 種類

日本の近海に生息するいわし類は21種あり，それらのうち漁獲量の多いものはまいわし，かたくちいわし，うるめいわし，きびなごなどである。まいわしはひらいわし，七つ星ともいわれ，体長20cm前後の魚で生食はもちろん，練り製品などの加工用として重要な生物資源である。かたくちいわしは体長が15cm程度であり，上あごがやや突出しているのが特徴である。その子魚（2cm程度）をしらすといい，しらす干しの原料となる。うるめいわしはいわし類の中で最も大きく，約30cmにも達する。きびなごは体側に銀白色の帯をもつ約10cm程度の魚である。また，にしんもいわし類に含まれる魚類である。

(2) 成分

いわしも他の魚類と同様，その成分値に季節的変動がみられ，旬の時期である8〜10月に最も脂がのる。その脂質含量は非旬時と比較して10〜20%の差がある。さらに脂肪酸組成についてみると，まいわしの場合，飽和脂肪酸ではパルミチン酸，不飽和脂肪酸ではパルミトオレイン酸，オレイン酸，イコサペンタエン酸およびドコサヘキサエン酸が多く含まれ，旬では，脂質含量の増加に比例してこれらの脂肪酸の絶対量も最大となる。また，たんぱく質についてみると，旬による若干の変動はあるものの20%弱のたんぱく質を含み，そのアミノ酸組成もバランスが良く，リジン，ロイシン，トリプトファンなど必須アミノ酸を豊富に含んでいる。

(3) 加工品

いわしの加工品は種類が多く，大別すると干し製品，塩蔵品，調味加工品，缶詰，練り製品などに分けられる。干し製品には素干し，塩干し，煮干しなどがあり，素干しではかたくちいわしの田作り，煮干しではしらす干しの他，成魚の煮干し，塩干しではめざしやうるめなどがある。調味加工品としては，いわしの佃煮やかたくちいわしのみりん干しの他，酢漬け，糠漬けも製造されている。また，いわしの缶詰には水煮，大和煮，油漬け，トマトソース漬けなど

の種類がある。練り製品としての利用は，長崎方面で多く生産されるいわしちくわやいわしかまぼこの他，焼津の黒はんぺんなどである。なお，にしんは魚肉が塩蔵品，みがきにしん，などの原料になり，卵巣はかずのこの原料になる。

6.10.4 さ ば

（1） 種　類

日本近海のさばには，まさば（ひらさば，ほんさばともいう）とごまさば（まるさばともいう）の2種があり，両者とも背に波状の紋があるが，ごまさばには腹部に黒いゴマ状の斑点がある。秋から冬にかけてのさばは秋さばといい，脂肪が多く，美味である。また，さばは"生きぐされ"ともいわれ，漁獲後，たちまち自己消化を起こすため，鮮度低下が速く，肉中に多量のヒスタミンが蓄積され，アレルギーを起こしやすい。

（2） 成　分

さば，いわしなどの赤身魚はエキス成分を多く含み，特にヒスチジンが多いのが特徴である。さばやいわしなど赤身魚に含まれるヒスチジンは，うま味の主成分である一方，鮮度低下に伴う細菌の増殖によりヒスタミンを生成する。また，さばにはイノシン酸が多く，魚肉100 g中 300 mg前後も含まれている。一方，旬の寒さばには脂質が12％程度含まれ，オレイン酸，イコサペンタエン酸，ドコサヘキサエン酸などの脂肪酸含量も相対的に高くなる。

（3） 加工品

さばの加工品の生産量は多く，塩蔵品，塩干品，しめさば，水煮缶詰，さば節などがある。また，さばの卵巣を塩蔵後，米麹としその葉を混合して漬けた宝漬けは酒肴として珍重されている。

6.10.5 さんま

（1） 種　類

さんまは，昔，紀州で"サイラ"と呼ばれており，学名もその名を取り入れコロラビスサイラという。さんまの近縁種としてさより，とびうおなどがある。

（2） 成　分

回遊魚であるさんまは，さば，いわしなどと同様，エキス成分が多く，ヒスチジンを多く含む。一方，総脂質の脂肪酸組成をみると，イコセン酸，ドコセン酸，ドコサヘキサエン酸などの高度不飽和脂肪酸を多く含んでいる。

（3） 加工品

大型のものは鮮魚として，中型のものは開き干し，みりん干しなどの干し物をはじめ，味付け，蒲焼きなどの缶詰に加工される。

6.10.6 あ じ

（1） 種　類

日本で漁獲されるあじ類には，まあじ，むろあじ，めあじ，もろあじ，あおかむろ，しまあじ，かいわりなどがある。まあじには沖合いの回遊性のくろあじと沿岸性のきあじがあるが，味の良いきあじに高値がつく。むろあじはまあじより脂質含量が少なく，味も劣る。また，鮮度落ちも速く，死後黄色に変色するが，干製品や練り製品に加工すると身がしまり，弾力性も与えるので重宝される。しまあじとかいわりはあじ類の中でも特に味が良いので，高級品として取り引きされる。

（2） 成　分

あじのうま味は魚肉に含まれるエキス成分のヒスチジン，アラニン，タウリン，グルタミン酸などと脂質が関係しているといわれる。旬のあじには脂質が3.5％程度含まれるが，淡白でくせのない味である。また，干し物はカルシウム，ナトリウムなどミネラルの供給源となる。

（3） 加工品

あじの加工品には干し物が多く，15 cm以下のものは丸干しに，それ以上のものは開き干しに加工される。また，くさやの干物は伊豆諸島の特産品であり，くさやむろ，むろあじなどをくさや汁（干物の魚を漬けた塩水を使いつづけてきた液）に漬けて乾燥させた製品である。これらの他，節類，練り製品，缶詰などにも加工される。

6.10.7 たら類

（1） 種　類

日本近海には約90種のたら類が生息しているが，生食として主要なものはまだらとすけとうだらである。いずれも冷水性の魚であり，水深の深いところに生息している。まだらは腹部と頭が大きく，尾部が細い形をしているが，すけとうだらは細長い形をしている。肉質は両者とも白身で似ているが，すけとうだらは鮮度低下が速いので，すり身など加工用に多く用いられている。その他のたら類にはこまい，ぎんだらなどがある。また，加工用としてみなみだら，たいせいようだら，アルゼンチンヘイク（メルルーサ），ホキなどが冷凍で輸入されている。

（2） 成　分

たら類の肉は脂質が1％以下と極めて少なく，リン脂質とコレステロールから構成されている。しかし，肝臓には多量の脂質が含まれ，抽出された肝油はビタミンAの供給源になる。また，たら類を加熱すると，発がん物質の生成を抑制するチオプロリン（アミノ酸）が生成されるといわれている。

（3） 加工品

まだらは高級魚として生鮮魚で取り引きされるが，すけとうだらは主に冷凍すり身や生すり身に加工され，練り製品の原料として使用される。その他，干しだら，塩だら，みそ漬けなど

に加工される。また，卵巣は塩蔵してたらこに加工される。

6.10.8 ひらめ，かれい類

（1）種　類

　ひらめ，かれいともカレイ目に分類され，ひらめはヒラメ科，かれいはカレイ科に属している。ひらめ類にはひらめ，がんぞうびらめ，あらめがれい，こけびらめなどがあり，ヒラメ類の中ではひらめが最も美味である。カレイ類にはまこがれい，いしがれい，ほしがれい，おひょうなどがあり，日本近海には約40種が生息している。両目がひらめとは逆の右側にあるのが特徴である。また，したびらめはひらめ，かれいの近縁のウシノシタ科に属し，フライ，ムニエルなどに利用されている。

（2）成　分

　ひらめ，かれい類は脂質が少なく，たんぱく質が多いのが特徴である。エキス成分ではひらめ，かれい類はタウリンを多く含んでいる。また，かれい類の中でもおひょうは肝臓にビタミンAを多く含み，肝油（ハリバ肝油）が抽出される。

（3）加工品

　鮮魚としての利用以外ではやなぎむしがれいは塩干品に加工し，笹ガレイ，若狭ガレイとして商品化され，がんぞうびらめやあらめがれいなども干し物に加工されることが多い。その他，練り製品の原料や燻製品などにも加工されている。

6.10.9 たい類

（1）種　類

　食用として多く漁獲されるたい類はまだい，ちだい，きだい（れんこだい），くろだい，きちぬの5種である。これらのうち，まだいはたいの代表として扱われ，外観がよく肉質も適当に脂質を含む白身で，味が良く，食材として広く利用されている。その他，ちだいはまだいの味が落ちる夏季に味が良くなり，高値で取り引きされる。クロダイ属にくろだい，きちぬなどがある。両者とも一度に大量に漁獲されることはないが，味が良く，人気の魚である。また，きだいは小型のたいで，まだいの代用として利用されることが多い。

（2）成　分

　白身魚の特徴であるタウリンを多く含む。また，イノシン酸を含み，うま味の濃い魚である。なお，たい類の表皮の赤色はカロテノイド系の色素アスタキサンチンであり，体色はエサに由来している。

（3）加工品

　生鮮魚としての利用が多いが，小型のたいはたいみそ，そぼろ，みそ漬けなどに加工されている。

6.10.10　さけ，ます

（1）種　類

さけ，ます類はサケ目サケ科に属し，あゆやわかさぎなどに近い魚である。食用として主要な種類はさけ（しろざけ），べにざけ，ぎんざけ，からふとます，ますのすけ，さくらますなどである。また，淡水で養殖されるにじますややまめなどもさけ，ます類である。これらの中で高級品はべにざけであるが，漁獲量が多いのはしろざけである。

（2）成　分

さけ，ます類は栄養素のバランスが良く，脂質含量は白身魚より多く，ビタミン A，D，B_1 および B_2 が豊富である。さらに，脂肪酸組成をみると，魚類の特徴であるイコサペンタエン酸やドコサヘキサエン酸を多く含み，特にさけの卵巣にはドコサヘキサエン酸が多く含まれる。また，肉色はアスタキサンチンを多く含み，赤色を呈する。

（3）加工品

塩干品として加工される他，水煮缶詰，燻製，そぼろなどに，卵巣は腹子がすじこに，産卵前の分離した卵がいくらに加工される。また，内臓では腎臓がめふんに加工され，頭や氷頭（頭部の半透明の軟骨）なども食用に加工される。

6.10.11　うなぎ

（1）種　類

日本で漁獲されるうなぎ類にはうなぎ，おおうなぎ，あなご，はもなどがあり，うなぎは昔から日本人に馴染みの深い魚の一つである。また，やつめうなぎ類はヤツメウナギ科に属し，うなぎとは縁遠いが，外観や生態が似ていることからうなぎという名がついている。

（2）成　分

うなぎは肉および肝臓にビタミン A を多量に含んでいる。あなごやはもはうなぎには及ばないものの，ビタミン A を一般魚の 100 倍近く含んでいる。また，うなぎ類にはオリゴペプチドとしてカルノシン（β-アラニル-L-ヒスチジン）を多量に含むのも特徴である。なお，うなぎを蒲焼きにする際の香ばしい香りは，皮に含まれるピペリジンがタレと反応して生じるといわれている。

（3）加工品

蒲焼き，白焼きに加工される他，燻製，ワイン煮などにも利用されている。

6.10.12　いか，たこ類

（1）種　類

いか類にはこういか類，やりいか類，するめいか類がある。こういか類にはあおりいか，もんごういかなどがあり，やりいか類にはけんさきいか，やりいかが，するめいか類にはあかいか，するめいかなどがある。これらのうち最も多く漁獲されるのはアカイカ科のいかであり，

日本近海をはじめオーストラリア沖，カナダ沖などが漁場である。一方，たこ類ではまだこ，みずだこ，いいだこの3種が食用として多く利用されている。これらのうち消費の80％を越えるのは，まだこである。

（2）成　分

いか，たこ類にはうま味成分としてグリシン，アラニン，プロリン，アルギニンなどのアミノ酸が多く含まれている。この他，甘味に関係するベタイン類やコハク酸などのうま味成分も含まれる。また，いか，たこ類にはコレステロールが多く含まれるが，逆に低下作用をもつタウリンも多量に含まれている。なお，いか，たこ類が魚類に比べて硬いのは，筋基質たんぱく質のコラーゲンの含量が魚類より多いためである。

（3）加工品

いかの加工品には素干しするめ，塩辛，燻製，缶詰，みそ漬けなど多種の製品がある。たこはゆでだこ，干しだこ，燻製，塩辛などの加工品がある。

6.10.13　えび，かに類

（1）種　類

えび，かに類ともキチン質の殻で覆われた甲殻類に属している。日本で多く消費されるえび類はくるまえび，ブラックタイガー，大正えび，さくらえび，ほっこくあかえび（あまえび），ぼたんえびの他，歩行型のいせえび，うちわえび，ロブスターなどである。一方，かに類ではわたりがに（がざみ），ずわいがに，べにずわいがに，毛がになどの他，ヤドカリ類であるたらばがに，はなさきがになどが多く消費されている。

（2）成　分

えび，かに類は高たんぱく，低脂肪が特徴である。えびは旬になるとうま味成分として甘味を呈するグリシンやベタイン類などが多くなる。小型のさくらえび，しばえび，しらえびなどは丸ごと食べるため，カルシウムやたんぱく質などの栄養源として優れている。かにの主成分はたんぱく質であり，脂質やビタミン類はほとんど含まれていない。かに類のうま味成分はベタイン類，グアニル酸，グルタミン酸，アデニル酸などのエキス成分である。また，えび，かに類の殻にはアスタキサンチンがたんぱく質と結合（暗い青色）して含まれるが，加熱するとたんぱく質が変性し，アスタキサンチンが遊離するため本来の赤色を示す。なお，えび，かにの殻の構成成分としてキチン，キトサンがある。キチンはアミノ酸のN-アセチル-D-グルコサミンがβ-1, 4結合した多糖類である。キチンやその分解物には血中コレステロール低下作用，抗菌作用，抗腫瘍などの働きがある。一方，キトサンはキチンを脱アセチルさせたもので，血中コレステロールの低下作用が認められている。キチンとキトサンをキチン質という。

（3）加工品

えび，かに類は生鮮品としての利用が多く，あらゆる形で調理されている。加工品としては冷凍品として利用される他，えびの場合，小型のえびを原料とした干しえび，煮干しえび，佃煮，缶詰などが製造され，かには主に缶詰に加工される。

6.10.14 うに，なまこ類

（1）種　類

うに，なまこ類は棘皮（きょくひ）動物といい，体の構造や生活が特異的な生物である。食用にされるうに類にはばふんうに，えぞばふんうに，むらさきうに，きたむらさきうに，しらひげうになどがある。また，なまこ類にはまなまこに，体色が褐色で斑紋のあるあかこと体色が暗緑色から黒色がかったあおことがある。

（2）成　分

うにのたんぱく質含量は魚肉より少ないが，ビタミンAを多く含むのが特徴である。また，うにのうま味成分の特徴は，バリンとメチオニンが多く含まれることであり，これらがうにの風味に関与している。一方，なまこ類はたんぱく質含量が少なく，栄養価は低いが，その食感から利用が多い。なまこのうま味成分にはベタイン類のγ-ブチロベタインが含まれている。

（3）加工品

うにの加工品には塩蔵品として粒うに，練りうに，混合うに，うにの和え物などがある。なまこの加工品には中華料理の食材となる干しなまこや腸を塩辛にしたこのわた，生殖巣を乾燥させた干しくちこなどがある。

6.10.15 淡水魚類

（1）種　類

淡水魚の中で食用とされるのはこい，ふな，あゆ，わかさぎなどである。食用となるこいはまごいやウロコが少なく大型のドイツごいである。ふなはにごろぶな，げんごろうぶな，ぎんぶななどが加工用としてよく利用されている。あゆは日本の淡水魚の代表的なものの一つであり，天然あゆの他，養殖も盛んに行われている。わかさぎは霞ヶ浦と島根県以北の湖や汽水湖が原産であるが移植した結果，本州各地の湖に生息するようになった。

（2）成　分

こいはたんぱく質，脂質，ビタミン，ミネラルなどを多く含み，栄養的に優れた魚である。香魚といわれるあゆには，特有の香り（n-ペンタデカン，n-ヘキサデカンなど）がある。これはエサの珪藻類に由来するもので，養殖あゆはこの香りが少ない。また，養殖あゆに脂質が多く含まれるのは飼料に由来するためである。なお，生鮮魚でも淡水魚の臭いが海水魚より強いのは，ピペリジンやアミノレバラールなどによる。

（3）加工品

こいは和，中華料理の食材の他，みそ漬けなどにも加工される。ふなの加工品には熟れずしの一種である鮒ずしがある。この他，甘露煮，雀焼きなどにも加工される。あゆは素干し，甘露煮などに加工される他，生殖巣を塩辛にしたうるかも製造される。わかさぎは甘露煮，佃煮，から揚げなどに加工される。

6.10.16 貝　類

（1）種　類

日本で食用にされる二枚貝は50種以上あり，代表的なものにほたてがい，かき，あさり，あかがい，むらさきがい，はまぐり，しじみなどがある。一方，巻貝にはあわび，さざえ，つぶ，ばいなどがある。ほたてがいは主に北日本で養殖されており，その仲間であるひおうぎがいは主に九州地方で養殖されている。かき類ではまがきが全国的に盛んに養殖されているが，その他，食用としてすみのえがき，いわがき，いたぼがきなどがある。はまぐり類にははまぐり，ちょうせんはまぐり（ごいしはまぐり），しなはまぐりなどがあるが，環境の変化から国内産は激減している。しじみ類にはやまとしじみ，せたしじみなどがあり，寒しじみといい，冬が旬である。この他，二枚貝にはすし種，佃煮用によく用いられるあかがい，さるぼうがい，とりがい，みるがい，あおやぎ，ほっきがい，まてがい，あげまきがいなどがある。次に，巻貝ではあわびにくろあわび，めがいあわび，えぞあわび，まだかあわびなどがあり，高級食材として利用されている。ばい類にはばい，えっちゅうばい，つばいなどがあり，えっちゅうばいが高級品として取り扱われている。その他，さざえ，とこぶし，バテイラ（シッタカ，イソモン，ミナ）などの巻貝がある。これらの貝類は乱獲を防止するため，養殖，漁獲規制などがなされている。

（2）成　分

貝類に含まれるたんぱく質の主成分はミオシンやアクチンであるが，魚肉にはないパラミオシンが多い。また，貝類にはグリコーゲンが多く含まれ，特に旬のかきは，海のミルクともいわれるほど多量のグリコーゲンを含む。ビタミンは貝類にはあまり含まれないが，魚肉に比べエキス成分が多いのが特徴である。タウリンをはじめ，グリシン，アラニン，グリシンベタインなどが多量に含まれている。また，コハク酸の含量が多いのも貝類の特徴である。これらのエキス成分はしじみ，ほたて，あさり，あかがいなどに多く含まれ，特にしじみはコハク酸を貝類で最も多く含み，うま味に大きな影響を与えている。また，貝類の呼吸に関係する色素たんぱく質としてヘモシアニン（あかがいはヘモグロビン）があり，これが酸素と結合すると薄い青色を示す。なお，あさり，かき，ほたてなどは有毒プランクトンの摂取から，夏季に有毒化することがある。巻貝のばいやつぶも季節により，内臓や唾液腺に毒素をもつ場合があるので注意が必要である。

（3）加工品

貝類の加工品には冷凍品，乾燥品，燻製，缶詰，佃煮などがある。乾燥品ではまだかあわび，めがいあわびを原料とした明鮑（めいほう）や小型のまだかあわび，くろあわびを原料とした灰鮑（かいほう）などあわびの干物が中華料理の高級食材として加工されている。その他，かきはオイスターソースの原料となり，あわびの内臓（腸）は塩辛に加工され，うち漬けとして珍重されている。

6.10.17 その他の魚介類

（1）種　類

諸外国からさまざまな魚類が輸入され，全国各地で養殖されるようになった。たいに似た肉質と食味をもつティラピアやちかだい（いずみだい）はその代表的なものである。また，キャビアで有名なベルーガ，オシエトラなどのチョウザメの養殖も行われている。

（2）成　分

ティラピア，ちかだいとも高たんぱく質，低脂肪の魚であり，特にちかだいは脂質含量が100 g中0.6 gと低く，淡白な味の魚である。さらに，脂肪酸組成を同じ淡水魚であるこいと比較してみると，イコサペンタエン酸，ドコサヘキサエン酸の含有量はこいには及ばないものの，オレイン酸やリノール酸の含有量が多く，こいと類似した組成である。

（3）加工品

ティラピアやちかだいは主に生鮮魚として扱われるが，煮物，焼き物，揚げ物などにも利用される。また，ししゃもの代用品として，北太平洋と北大西洋に生息するカペリンが冷凍品として輸入され，日本で塩干しし，子持ししゃもとして流通されている。この他，ミシシッピキャットフィッシュ（アメリカナマズ），キングクリップ，アルゼンチンヘイクなどの冷凍品が輸入され，調理済冷凍食品や練り製品の原料になっている。

6.11　肉　類

肉類およびその加工品は，表6.18のとおり高たんぱく質，高脂肪の食品である。

たんぱく質は動物性で必須アミノ酸の組成バランスがよく，植物性たんぱく質に不足がちなリジン，メチオニン，トリプトファンを十分含有している。また，今日注目されている分枝鎖アミノ酸，BCAA（Branched chain amino acid）のロイシン，イソロイシン，バリンの3種は，筋肉の増強や疲労回復に有用なアミノ酸として認知されており，これらも植物性たんぱく質に比べ多く含有されている。

脂肪は飽和脂肪酸が多く，不飽和脂肪酸が比較的多い植物性油脂とは異なっている。肉類の不飽和脂肪酸は，一価不飽和脂肪酸のオレイン酸が多く，多価不飽和脂肪酸のリノール酸やリノレン酸が少なく，肉類摂取の際はサラダなど植物性油脂によるドレッシングの使用が栄養バランス上望ましい。

肉類の過食による高たんぱく質摂取は，体内での消化吸収の最終段階で核酸由来のプリン体を生成し，高尿酸血症となりやすく痛風の一因となる。

肉類の脂肪も高カロリーのため肥満の原因となる。特に飽和脂肪酸が比較的多く，不飽和脂肪酸を摂取する場合に比べ肥満になりやすい。これは飽和脂肪酸を摂取すると体内代謝に影響を与え，交感神経の活性や食事誘発性体熱の産生を低下させ，さらに甲状腺ホルモンの濃度も低下し，エネルギー消費が抑制され体脂肪の蓄積が生じることが臨床的に実証されており，飽

和脂肪酸の多い肉類の過剰摂取は控えたい。

豚肉には牛肉のほぼ 10 倍ほどのビタミン B_1 が含有されており，日本人に不足がちなビタミン B_1 の摂取に有効である。またこの際，ねぎ類のにおい成分である揮発性物質（アリシンなど）は，ビタミン B_1 の吸収を促進するので併食することが奨励できる。

ビタミンの一種として考えられていたカルニチンは，羊肉（280 mg/100 g），牛肉（90 mg），豚肉（20 mg）など肉類に含有されており，体内脂質代謝に必須の成分である。カルニチンは脂肪酸がエネルギー代謝する最初の段階でアシル・カルニチン・トランスポーターとして作用し，脂肪のエネルギー消費を促進させ体内脂肪の蓄積を抑制する。体内では必須アミノ酸のメチオニンとリジンより生成し，ジョギングなど有酸素運動により，その生成が促進されるが，

表6.18 肉類の一般性状と脂質成分

食品名	エネルギー		水分	たんぱく質	脂質	炭水化物	灰分	脂肪酸			コレステロール
								飽和	不飽和		
									一価	多価	
	(Kcal)	(KJ)	(g)	(g)	(g)	(g)	(g)	(g)	(g)	(g)	(mg)
うし（和牛肉）											
かた	286	1197	58.8	17.7	22.3	0.3	0.9	7.12	11.93	0.66	72
かたロース	411	1720	47.9	13.8	37.4	0.2	0.7	12.19	20.16	1.06	89
サーロイン	498	2084	40.0	11.7	47.5	0.3	0.5	16.29	25.05	1.12	86
ばら	517	2163	38.4	11.0	50.0	0.1	0.5	15.54	26.89	1.12	98
もも	259	1084	61.2	19.2	18.7	0.5	1.0	6.01	9.51	0.54	75
ヒレ	223	933	64.6	19.1	15.0	0.3	1.0	5.79	6.90	0.49	66
ぶた（大型種肉）											
かた	216	904	65.7	18.5	14.6	0.2	1.0	5.25	6.50	1.65	65
かたロース	253	1059	62.6	17.1	19.2	0.1	1.0	7.26	8.17	2.10	69
ロース	263	1100	60.4	19.2	19.2	0.2	0.9	7.84	7.68	2.21	61
ばら	395	1651	49.4	14.4	35.4	0.1	0.7	14.60	15.26	3.50	70
もも	183	766	68.1	20.5	10.2	0.2	1.0	3.59	4.24	1.24	67
ヒレ	130	543	73.4	22.2	3.7	0.3	1.2	1.29	1.38	0.45	59
めんよう											
マトン											
ロース	225	942	68.2	19.8	15.0	0.2	0.8	6.80	5.52	0.50	65
もも	224	937	65.0	18.8	15.3	0.1	0.8	6.88	5.53	0.57	78
ラム											
かた	233	975	64.8	17.1	17.1	0.1	0.9	7.62	6.36	0.61	80
ロース	310	1298	56.5	15.6	25.9	0.2	0.8	11.73	9.52	0.87	66
もも	198	830	69.7	20.0	12.0	0.3	1.0	4.91	4.39	0.52	64
にわとり											
むね（皮なし）	121	506	72.8	24.4	1.9	0.0	0.9	0.40	0.62	0.42	73
もも（皮つき）	253	1059	62.9	17.3	19.1	0.0	0.7	5.67	9.00	2.78	90
ささ身	114	477	73.2	24.6	1.1	0.0	1.1	0.23	0.27	0.22	52

（日本食品標準成分表 2015 年版，100 g 中）

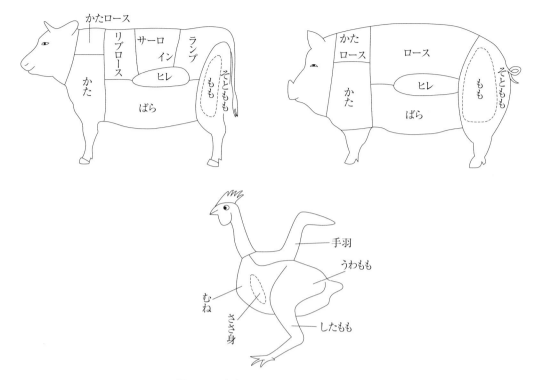

図 6.14　牛肉，豚肉，鶏肉の部分肉名

表 6.19　牛肉の部位による肉質とそれに適した料理

部　位	肉　　　質	料　　理
かたロース	脂肪が適度で霜降り肉がある。やや筋がある場合がある。	焼肉，すきやき，しゃぶしゃぶ
かた	赤身肉で脂肪が少ない。筋や膜があり、肉質は硬いが味は濃厚。	シチュー，カレー，ひき肉料理，スープ
リブロース	肉のきめが滑らかで、霜降り肉が多い。軟らかく味も風味も良い。	ステーキ，ローストビーフ，すきやき，しゃぶしゃぶ
サーロイン	肉が滑らかで脂肪も適度にあり、最高の肉質で味も風味も良い。	ステーキ，ローストビーフ，すきやき，しゃぶしゃぶ
ランプ	軟らかい赤身肉で脂肪が少なく霜降り肉がない。風味は良い。	タタキ，牛サシ，タルタルステーキ，ランプステーキ
ヒレ	脂肪が少なく肉質は軟らかい。サッパリと淡白である。	ステーキ，ローストビーフ，グリルタイプの料理
ばら	脂肪や筋，膜が多く、肉質はきめが粗く硬い。	カルビ焼，シチュー，ポトフ
もも	脂肪が少なく肉質はきめがやや粗いが風味は良い。	ステーキ，煮込み
そともも	脂肪が少なく肉質はきめが粗く硬い。	コンビーフ，煮込み

肉類の摂取によっても補足できる。

　肉類の無機質では血色素由来の鉄分が有用である。肉類の色素は主にミオグロビンで，それを構成するヘム鉄は植物性の非ヘム鉄より吸収率が高く，赤色の濃い肉類は鉄分の補給に有効である。

　肉類には牛，豚，種々の鳥類，いのしし，うさぎ，馬，しか，めんよう，やぎ，その他としていなご，かえる，すっぽん，はちなどが日本食品標準成分表2015年版に収載されている。このうち牛，豚，めんよう，にわとりの主な部位の成分は表6.18のとおりである。

　牛肉および豚肉は部分肉取引規格に定められた枝肉として処理され，鶏肉については食鶏小売規格により部分肉とされ流通している（図6.14）。

　これらの分割された肉はその肉質に適した利用がなされている（表6.19～6.21）。

　豚肉は飼料によって幾分体成分が異なることがあるが脂肪の融点は30～43℃の間で冷えてもそれほど口当たりを悪くすることがなく食べられるので，種々の肉加工品として利用されて

表6.20　豚肉の部位による肉質とそれに適した料理

部　位	肉　質	料　理
かたロース	肉色が濃く赤みの強いピンクできめはやや粗いが濃厚な味である。	とんかつ，しょうが焼，ローストポーク，焼豚
かた	肉色は濃く脂肪が多めで肉質はやや硬い	煮込み，シチュー，カレー
ロース	肉色は薄いピンク色で適度に脂肪があり軟らかく美味である。	とんかつ，ソテー，ローストポーク，しょうが焼
ヒレ	軟らかくきめが細かい。脂肪が少ないのでサッパリと淡白である。	とんかつ，一口かつ，ソテー
ばら	脂肪と赤身肉が三層になって見えるので三枚肉とも呼ばれ，脂肪が多い。	角煮，シチュー，カレー，酢豚，豚汁
もも	脂肪が少なく淡白できめの細かい赤身肉である。	ローストポーク，煮込み，炒め物
そともも	脂肪が少なくあっさり風味で，きめが特に細かく色の濃い赤身肉である。	ローストポーク，豚汁，煮込み

表6.21　鶏肉の部位による肉質とそれに適した料理

部　位	肉　質	料　理
むね肉	皮を除くと脂肪は少なめで軟らかく，淡白で美味である。	焼とり，から揚げ，照焼
ささ身	脂肪が少なく軟らかでたんぱく質が多く，淡白である。	刺身，和え物，サラダ，練りもの
もも肉	皮を除いてもやや脂肪があり肉質は硬めでコクがある。	ローストチキン，から揚，照焼，フライ
手羽	皮を含め比較的脂肪が多くコラーゲンの多いゼラチン質で味は濃厚である。	から揚，焼とり，煮込み
皮	脂肪とコラーゲンの多いゼラチン質で歯ざわりが楽しめる。	炒め物，煮込み，焼とり，酢の物

第6章 食品各論 —成分から加工まで—

表6.22 ハム・ベーコン類の原料部位と加工法

食品名	原料部位	加工法 塩漬	燻煙	加熱	充填
ハム類					
骨付きハム	豚もも肉	○	○	×	×
ボンレスハム	豚もも肉	○	○	○	○
ロースハム	豚ロース肉	○	○	○	○
ショルダーハム	豚かた肉	○	○	○	○
生ハム	豚もも肉	○	○	×	×
プレスハム	豚肉，牛肉，めんよう	×	×	○	○
混合プレスハム	肉，山羊肉，家きん肉	×	×	○	○
チョップドハム	家兎肉などの調味肉	×	×	○	○
ベーコン類					
ベーコン	豚ばら肉	○	○	×	×
ロースベーコン	豚ロース肉	○	○	×	×
ショルダーベーコン	豚かた肉	○	○	×	×

表6.23 ソーセージ類の原料肉と加工法

ソーセージ類	原料肉	加工法 燻煙	加熱	充填
ウインナー	豚肉，牛肉，馬肉，めんよう肉，山羊肉，家きん肉，家兎肉などのひき肉を調味したもの。なおリオナソーセージには原料肉にグリンピースやパプリカ，きのこなどの副原料が加えられる。	△	○	○
セミドライ		△	△	○
ドライ		△	×	○
フランクフルト		△	○	○
ボロニア		△	○	○
リオナ		△	○	○
レバー		△	○	○
混合ソーセージ		△	○	○
生ソーセージ		×	×	○

(△は行わないこともある。)

いる。牛肉はその脂肪の融点が40〜46℃と高く，口溶けも悪く口当たりに違和感を生じやすく，暖かい料理として主に利用されている。

　豚肉の加工品および加工法は**表6.22，6.23**のとおりである。

　肉加工品の一般成分は表6.18のとおり，使用する部位によりかなりの相異が見られる（**表6.24**）。

　ハム・ベーコンおよびソーセージの製造工程の概要は**図6.15，6.16**のとおりである。ハム・ベーコンの製造工程上塩漬は不可欠な工程で，食塩，発色剤（亜硝酸ソーダや硝酸カリウムなど），砂糖，調味料，香辛料などの混合液に2〜4℃の低温で漬込みを行う。またソーセージの製造工程上，調味・練合は原料の挽肉に塩漬剤，発色剤，調味料，香辛料を加えて行う。

表 6.24 肉加工品の一般成分と脂質成分

食品名	エネルギー (kcal)	(kJ)	水分 (g)	たんぱく質 (g)	脂質 (g)	炭水化物 (g)	灰分 (g)	脂肪酸 飽和 (g)	不飽和 一価 (g)	多価 (g)	コレステロール (mg)
ハム類											
骨付	219	916	62.9	16.7	16.6	0.8	3.0	5.15	6.89	1.70	64
ボンレス	118	494	72.0	18.7	4.0	1.8	3.5	1.18	1.49	0.56	49
ロース	196	820	65.0	16.5	13.9	1.3	3.3	4.99	5.67	1.38	40
ショルダー	231	967	62.7	16.1	18.2	0.6	2.4	5.91	7.40	2.21	56
プレス	118	494	73.3	15.4	4.5	3.9	2.9	1.51	1.56	0.44	43
混合プレス	107	448	75.8	14.4	4.1	3.0	2.7	1.32	1.38	0.58	31
チョップド	135	565	68.0	11.7	4.2	12.7	3.4	1.14	1.56	0.78	39
生ハム　促成	247	1,033	55.0	24.0	16.6	0.5	3.9	6.47	6.91	1.92	78
長期熟成	268	1,121	49.5	25.7	18.4	0	6.4	6.51	8.92	1.75	98
ベーコン類											
ベーコン	405	1,695	45.0	12.9	39.1	0.3	2.7	14.81	18.00	3.57	50
ロース	211	883	62.5	16.8	14.6	3.2	2.9	4.92	5.11	2.20	50
ショルダー	186	778	65.4	17.2	11.9	2.5	3.0	3.85	4.87	1.21	51
ソーセージ類											
ウインナー	321	1,343	53.0	13.2	28.5	3.0	2.3	10.11	12.65	3.57	57
セミドライ	339	1,418	49.0	15.4	29.7	2.6	3.3	11.16	12.91	3.54	80
ドライ	497	2,079	24.8	25.4	43.0	2.1	4.7	16.00	18.43	4.59	97
フランクフルト	298	1,247	54.0	12.7	24.7	6.2	2.4	8.78	11.26	3.07	59
ボロニア	251	1,050	60.9	12.5	21.0	2.9	2.7	7.70	9.51	2.39	64
リオナ	192	803	65.2	14.9	13.1	3.7	3.1	4.55	5.43	1.83	49
レバー	368	1,540	47.7	14.7	33.5	1.9	2.2	9.43	10.90	3.31	86
混合	270	1,130	58.2	11.8	22.7	4.7	2.6	6.75	7.24	1.89	39
生ソーセージ	279	1,167	58.6	14.0	24.4	0.8	2.2	8.91	11.18	2.86	66

(日本食品標準成分表 2015 年版, 100 g 中)

豚肉 ⟶ 骨抜き・整形 ⟶ 血絞り ⟶ 塩漬 ⟶ 水洗 ⟶ 充填 ⟶ 乾燥・くん煙 ⟶ 湯煮 ⟶ 冷却 ⟶ 包装

図 6.15　ハム・ベーコンの製造工程

原料肉 ⟶ 塩漬 ⟶ 細切り ⟶ 挽肉・調味・練合 ⟶ 充填 ⟶ 乾燥・くん煙 ┬ ⟶ 冷却 ⟶ 包装
　　　　　　　　　　　　　　　　　　　　　　　　　　　　　　　　└ ⟶ 湯煮 ⟶ 冷却 ⟶ 包装

図 6.16　ソーセージの製造工程

6.12 卵 類

どの種の卵も次世代のための栄養素をすべて含有しているので，植物の種子と同様に完全な栄養食品である（表6.25）。特に鶏卵は，たんぱく質の栄養評価の基準ともなっているのでアミノ酸組成は完璧である。

卵の脂質組成は，中性脂質に対しリン脂質が豊富である。フォスファチジルコリンやフォスファチジルセリンなどのリン脂質は脳機能や循環器などにおいて重要な機能性を発揮している。また，鳥類と魚類の卵では脂肪酸組成が異なり，鳥類ではオレイン酸やリノール酸が多く，魚類ではEPAやDHAが多く，オメガ6系と3系の脂肪酸含有量が異なっている。

コレステロールは植物種子にはまったく含有されないが，卵類には多く，特に日常摂取の機会の多い鶏卵の過食には注意を要する。

食用として利用されている卵類は鳥卵のにわとり，うこっけい，うずら，あひるなどであり，魚卵ではさけ，ます，にしん，すけとうだら，ぼら，ちょうざめなどがそれぞれイクラ，すじこ，かずのこ，たらこ，からすみ，キャビアなどとして利用されている。

鶏卵はそのまま多方面で利用されるだけでなく1次加工品とされ製菓，製パン，製めん，畜肉加工品，卵料理などに業務用として利用されている（図6.17）。

凍結卵には冷凍変性防止のため食塩，砂糖，リン酸塩などを加えることがある。また乾燥卵では主としてぶどう糖などプロセス中変色の原因となる還元糖を除去（脱糖）する。

鶏卵の2次加工品はたんぱく質の熱凝固性や発泡性などを利用したものが主であるが，卵黄に含有される約30％のリン脂質（レシチン）による乳化性も利用されている（表6.26）。

表6.25 卵類の一般成分と脂質成分

食品名	エネルギー (kcal)	エネルギー (kJ)	水分 (g)	たんぱく質 (g)	脂質 (g)	炭水化物 (g)	灰分 (g)	脂肪酸 飽和 (g)	脂肪酸 不飽和 一価 (g)	脂肪酸 不飽和 多価 (g)	コレステロール (mg)
うこっけい卵	176	736	73.7	12.0	13.0	0.4	0.9	3.60	4.54	1.92	550
うずら卵	179	749	72.9	12.6	13.1	0.3	1.1	3.87	4.73	1.61	470
鶏卵　全卵	151	632	76.1	12.3	10.3	0.3	1.0	2.84	3.69	1.66	420
卵黄	387	1,619	48.2	16.5	33.5	0.1	1.7	9.22	11.99	5.39	1,400
卵白	47	197	88.4	10.5	Tr	0.4	0.7	Tr	Tr	Tr	1
ピータン	214	895	66.7	13.7	16.5	0	3.1	3.06	8.19	1.64	680
イクラ	272	1,138	48.4	32.6	15.6	0.2	3.2	2.42	3.82	4.97	480
すじこ	282	1,180	45.7	30.5	17.4	0.9	5.5	2.72	4.02	6.17	510
かずのこ	162	678	66.1	25.2	6.7	0.2	1.8	0.85	0.93	1.45	370
たらこ	140	586	65.2	24.0	4.7	0.4	5.7	0.71	0.81	1.28	350
からすみ	423	1,770	25.9	40.4	28.9	0.3	4.5	2.68	5.71	5.83	860
キャビア	263	1,100	51.0	26.2	17.1	1.1	4.6	3.15	6.36	2.91	500

※ Tr：微量　　　　　　　　　　　　　　　（日本食品標準成分表2015年版，100g中）

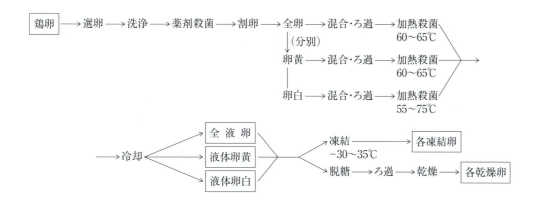

図 6.17 鶏卵の 1 次加工品製造概略図

表 6.26 鶏卵の 2 次加工品

機 能 性	2 次 加 工 品
熱凝固性	ゆで卵，茶碗蒸，プディングなど
アルカリ・ゲル化性	ピータン
卵白の発泡性	メレンゲ，マシュマロ，ホイップクリームなど
卵黄の乳化性	マヨネーズ，アイスクリーム，ケーキ類など

6.13 乳 類

6.13.1 乳製品の分類

　日本における乳製品のさまざまな規定は，食品衛生法に基づいて定められている厚生省令の「乳及び乳製品の成分規格等に関する省令」（乳等省令）による。乳等省令では牛乳は乳製品について，成分規格，製造または加工の方法，衛生管理の方法の基準や表示方法などが定められている。世界各地では牛，山羊，羊などの乳が利用され，多種・多様の乳・乳製品が製造されているが，日本では大部分が牛の乳である。乳等省令を参考に牛の生乳を分類すると図6.18のようになる。

```
生 乳 ─┬─ 飲 用 乳 ── 牛乳，特別牛乳，無脂肪牛乳，低脂肪牛乳，加工乳，乳飲料
       ├─ クリーム類 ── バター（バターオイル），アイスクリーム，コーヒー用低脂肪クリーム
       ├─ 練 乳 類 ── 無糖練乳，脱脂無糖練乳，加糖練乳，脱脂加糖練乳
       ├─ 粉 乳 類 ── 全粉乳，脱脂粉乳，クリームパウダー，加糖粉乳，調製粉乳
       ├─ チーズ類 ── ナチュラルチーズ，プロセスチーズ
       ├─ 発 酵 乳 ── ヨーグルト
       └─ 乳酸菌飲料
```

図 6.18 乳製品の分類

(1) 飲用乳

搾取したままの牛の乳を生乳と呼び，この生乳から各種の乳製品がつくられている。その一つに「牛乳」があり，これは生乳を直接飲用する目的で加工し，すなわち均質化・殺菌処理したもので，他物が混入していないものである。乳等省令では無脂乳固形分 8.0％以上，乳脂肪分 3.0％以上と定めている。また「無脂肪乳」とは生乳・牛乳または特別牛乳からほとんどすべての乳脂肪を除去したもので，乳等省令では乳脂肪分 0.5％未満（無脂乳固形分 8.0％以上）としている。その他には生乳に脱脂粉乳や，バター，クリームなどの乳製品を添加して製造した「加工乳（濃厚牛乳・低脂肪牛乳を含む）」，生乳・牛乳または特別牛乳から乳脂肪分を一部取り除いて，脂肪含量を低下させた「低脂肪乳」，生乳・牛乳または特別牛乳または乳製品を主原料とし，乳製品以外のもの，カルシウム，ビタミン，果物エキス，コーヒーなどを添加した「乳飲料」などがあり，牛乳を含めてこれらを「飲用乳または市乳」と呼ぶ（表 6.27）。

表 6.27　飲料牛乳類の成分規格

	牛乳	無脂肪牛乳	低脂肪牛乳	加工乳	特別牛乳	乳飲料
無脂乳固形分	8％以上				8.5％以上	
乳脂肪分	3.0％	0.5％未満	0.5％以上 1.5％未満		3.3％以上	
比重（15℃）	1.028〜1.034（1.028〜1.036）*	1.032〜1.038	1.030〜1.036		1.028〜1.034（1.028〜1.036）*	
酸度（乳酸として）	0.18％以下（0.20％以下）*	0.18％以下			0.17％以下（0.19％以下）*	
細菌数（1 ml 当たり）	50,000 以下				30,000 以下	
大腸菌群	陰性					

＊：ジャージー種の牛の乳のみを原料とするもの

(2) クリーム類

クリームとは，生乳・牛乳または特別牛乳から乳脂肪分以外の成分を除去したもので，乳脂肪を 18.0％以上含むものである。代表的な製品にはバター，アイスクリームがある。乳等省令でバターは生乳・牛乳または特別牛乳から得られた脂肪粒を練りあげたもので，その成分規格は乳脂肪分 80.0％以上，水分 17.0％以下と定めているが，日本の市販バター（加塩バター）は乳脂肪 81〜82％，水分 15〜16％，塩分 1〜3％，無脂乳固形分 1％前後である。またアイスクリームとは乳またはこれらを原料として製造した食品を加工し，または主要原料としたものを凍結させたものであって，乳固形分 0.3％以上を含むもの（発酵乳を除く）で，アイスクリームとして販売するものをいう。乳等省令によるアイスクリーム類の成分規格では乳固形分，乳脂肪分の含有量によって表 6.28 のように定められている。

なお，乳固形分 3.0％以下のものは厚生労働省告示により「氷菓」として定められている。

表6.28 アイスクリーム類の成分規格

	乳固形分	うち乳脂肪分
アイスクリーム	15.0%以上	8.0%以上
アイスミルク	10.0%以上	3.0%以上
ラクトアイス	3.0%以上	規定なし

(3) 粉乳類

粉乳は牛乳に糖類などを加え、あるいは加えないで、濃縮・乾燥し、粉末化したもので、生乳・牛乳または特別牛乳から水分を完全に除去し、粉末状にした「全粉乳」、乳脂肪分を除去したものから水分を完全に除去し、粉末状にした「脱脂粉乳」、逆に乳脂肪分以外の成分を除去したものから水分を完全に除去し、粉末状にした「クリームパウダー」、ショ糖を加えたものから水分を完全に除去し、粉末状にしたものまたは全粉乳にショ糖を加えた「加糖粉乳」などがある。

(4) 練乳類

牛乳や脱脂乳などを濃縮したもので、牛乳を約2/5に濃縮し、乳固形分25.0%以上（うち乳脂肪分7.5%以上）と規定されている無糖練乳（エバミルク）、牛乳に砂糖を加えて、約1/3に濃縮し、乳固形分28.0%以上（うち乳脂肪分8.0%以上）と規定されている加糖練乳（コンデンスミルク）などがある。

(5) チーズ類

乳等省令ではナチュラルチーズとプロセスチーズの二つに大別される。ナチュラルチーズには乳、バターミルクまたはクリームに乳酸菌あるいは凝乳酵素キモシンを加えてできた凝乳（カード）から乳清を除去し、そのままの状態で利用されるチーズ（カッテージチーズ、クリームチーズなど）と、さらに熟成させたチーズ（カマンベールチーズ、ゴーダチーズ、チェダーチーズなど）がある。プロセスチーズは1種類あるいはそれ以上のナチュラルチーズを加熱・溶解・乳化して、成形したもので、乳固形分40.0%以上のものである。この他に両チーズを加熱・溶解したものに調味料、香料、植物油脂などを加えたチーズフードと呼ばれるものもある。

(6) 発酵乳

ヨーグルトが代表的な発酵乳の製品で、乳等省令には「乳またはこれと同等以上の無脂乳固形分を含む乳等を乳酸菌または酵母で発酵させ、糊状または液状にしたもの、またはこれらを凍結したもの」と規定されている。発酵乳の無脂乳固形分は8.0%以上で、生きた乳酸菌（または酵母）を1ml中に1,000万個以上含む。ヨーグルトは製造方法の違いにより、静置型ヨーグルト（プレーンヨーグルトなど）と撹拌型ヨーグルト（ドリンクヨーグルト、果肉入りヨーグルト、フローズンヨーグルトなど）に分けられる。その他に酸乳飲料などがある。

(7) 乳酸菌飲料

乳酸菌飲料とは、乳等を乳酸菌または酵母で発酵させたものを加工し、または主要原料とした飲料（発酵乳は除く）と規定され、無脂乳固形分3.0%以上の乳製品としての乳酸菌飲料と

3.0%未満の乳等を主要原料とする食品としての乳酸菌飲料がある。

6.13.2 牛乳の成分組成

牛乳の全固形分（水分以外の成分）は，乳牛の品種や泌乳期，搾乳方法，飼料や年齢などによって異なるが，図6.19に示すように一般的には脂質，たんぱく質，糖質がおのおの3～5%含まれ，さらに無機質，ビタミンなども微量含まれる。各成分組成の季節による変動は大きく，夏期と冬季を比べると，脂質，たんぱく質などが夏期で低く，冬季で高い。さらに日本で一般的に飼育されているホルスタイン種と一部で飼育されているジャージー種を比較すると，ジャージー種において脂質，たんぱく質などが多く含まれているなど違いが見られる。なお，無脂乳固形分（solid-nun-fat: SNF）とは，全固形分から脂質（乳脂肪分）を減じたもので，牛乳で9%程度である。

牛乳は水中油滴型（O/W）のエマルジョンで，水溶性の成分（ホエーたんぱく質，ラクトース，無機質，水溶性ビタミンなど）は水中に溶解し，また疎水性の成分（トリアシルグリセ

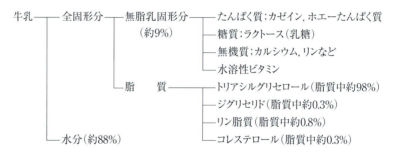

図6.19 牛乳の成分

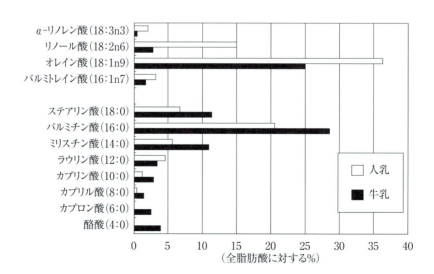

図6.20 牛乳の脂肪酸組成

ロール，カゼイン，脂溶性ビタミンなど）はコロイド状態となって水中に分散している。

分散している粒子の中で最大のものは脂肪球で直径 0.1〜22μm，平均で 3μm の大きさで，牛乳 1 ml 中には約 1.5〜3×10^9 個含まれている。主成分はグリセロールと脂肪酸 3 分子からなるトリアシルグリセロールで，その他に少量のリン脂質とコレステロールが含まれる。脂肪球の表面はたんぱく質を主成分とする皮膜で覆われており，この脂肪球が牛乳が白濁している一因となっている。脂質を構成する脂肪酸は，図 6.20 に示すように主にオレイン酸，パルミチン酸，ステアリン酸で，酪酸などの低級脂肪酸も多く含まれ，人乳とはかなり異なる。

分散している粒子の中で次に大きいのがカゼインミセルで，牛乳中ではカルシウムと結合し，カゼインカルシウムとなり，さらにリン酸と複合化合物を形成し，コロイド状に分散して存在する。カゼインは牛乳たんぱく質の約 80％，牛乳の約 2.6％を占め，表 6.29 に示すよう

表 6.29　牛乳たんぱく質の組成

たんぱく質	（％）
カゼイン	80
α$_{s1}$ カゼイン	31
α$_{s2}$ カゼイン	8
β カゼイン	28
γ カゼイン	3
κ カゼイン	10
ホエーたんぱく質	19
血清アルブミン	1
β-ラクトグロブリン	10
α-ラクトアルブミン	4
免疫グロブリン	2
プロスオース・ペプトン他	3

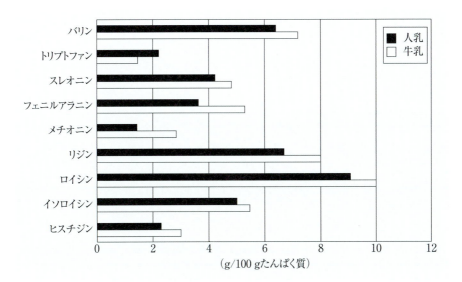

図 6.21　必須アミノ酸組成

に，性質の異なるいくつかのカゼインよりなる。構成する主要な必須アミノ酸は，図6.21に示すようにロイシン，リジン，バリン，イソロイシン，フェニルアラニンなどで，9種類の必須アミノ酸を不足なく含んでおり，たんぱく質として価値が高い。カゼインの等電点はpH4.6であり，このpHでカルシウムを遊離・凝固し，沈殿する。

水溶性成分のホエーたんぱく質は，表6.29に示すように牛乳たんぱく質の約20％を占め，カゼインと同様に単一のものではなく，主にβ-ラクトアルブミン，α-ラクトグロブリン，免疫グロブリンなどから構成されている。

牛乳中の糖質はそのほとんどが乳糖（ラクトース）であり，ごく微量のぶどう糖（グルコース）などが存在する。乳糖はぶどう糖とガラクトースとが結合した二糖類で，α-ラクトースとβ-ラクトースの二つの異性体があり，体温付近では$α：β＝2：3$で存在する。甘味度はショ糖の約16％と低く，糖類の中ではきわめて甘味の少ないものの一つである。乳糖は消化・吸収されやすく，一般には悪性発酵や下痢の原因となりにくいが，酵素ラクターゼが欠損している人では，加水分解が阻害されて吸収不全となり，下痢などの胃腸障害を生じる（乳糖不耐症）。また乳糖は乳・乳製品の栄養価に寄与するだけでなく，乳糖の発酵は乳製品製造工程上重要な役割を果たしている。

無機質は牛乳中に約0.7％含み，主な無機質成分の牛乳100g中の含量はカルシウム100～125 mg，リン85～95 mg，ナトリウム40～58 mg，カリウム135～150 mgなどとなっている。また牛乳中には多くの種類のビタミンを含み，中でもA，B_1，B_2，B_6，C，パントテン酸などが多く含まれ，優れた供給源となっている。

6.14　油脂類

6.14.1　食用油脂の分類

油脂は図6.22に示すように，原料により植物油脂と動物油脂に大別され，さらに融点により，つまり常温で液体のもの（植物油・動物油）と固体のもの（植物脂・動物脂）に分類され

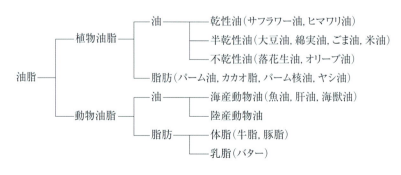

図6.22　食用油脂の分類

る。また油脂の性質を示すヨウ素価により乾性油（130以上），半乾性油（130〜100），不乾性油（100以下）に分類されることもある。さらに構成する脂肪酸組成によって，ラウリン酸系，オレイン酸系，リノール酸（オレイン・リノール酸系と呼ばれる場合もある），リノレン酸系に分けることもできる。

6.14.2　油脂の構造と性質

　食用油脂はグリセリンと脂肪酸が3分子結合した構造をもったトリアシルグリセロール（トリグリセリドとも呼ぶ，2.4.1項参照）の混合物で，一般的に強い疎水性を示し，水に溶けにくい性質をもっている。さらに結合する脂肪酸の種類・割合によってもその食用油脂の性質や栄養的価値も異なっている。

　食用油脂を構成する脂肪酸（表6.30）は直鎖のもので，二重結合をもたない飽和脂肪酸と，それをもつ不飽和脂肪酸からなる。いずれも炭素数は12〜24，特に16，18個の脂肪酸からなるものが多く，不飽和脂肪酸のうち二重結合1個のものは一価不飽和脂肪酸（monounsaturated fatty acid），二重結合2個のものは二価不飽和脂肪酸（diunsaturated fatty acid），3個のものは三価不飽和脂肪酸（triunsaturated fatty acid）などと呼ばれ，2個以上のものは多価不飽和脂肪酸（polyunsaturated fatty acid）と呼ばれる。油脂の性質を表す融点，ヨウ素価，ケン化価は，これら脂肪酸の炭素数，二重結合数に影響される。

　一般的にトリアシルグリセロールを構成している3分子の脂肪酸のうち，2分子以上が飽和

表6.30　食用油脂の主要脂肪酸組成

	ラウリン酸 （12：0）	パルミチン酸 （16：0）	ステアリン酸 （18：0）	オレイン酸 （18：1n9）	リノール酸 （18：2n6）	α-リノレン酸 （18：3n3）
植物油脂						
オリーブ油	−	9.9	3.2	75.0	10.4	0.8
ごま油	−	9.0	5.3	39.0	44.8	0.6
米油	−	16.4	1.7	42.0	36.6	1.4
サフラワー油	−	7.3	2.6	13.4	76.4	0.2
大豆油	−	10.3	3.8	24.3	52.7	7.9
とうもろこし油	−	11.2	2.1	34.7	50.5	1.5
なたね油	−	4.0	1.7	58.6	21.8	10.8
パーム油	0.2	44.2	4.5	39.3	9.6	0.3
パーム核油	46.4	9.0	2.7	16.4	2.7	0.2
ひまわり油	−	6.7	3.7	19.0	69.9	0.7
綿実油	−	20.0	2.4	18.4	56.9	0.5
ヤシ油	47.0	9.0	3.0	7.0	2.0	−
落花生油	−	11.4	4.0	41.5	34.9	0.2
動物油脂						
牛脂	−	25.6	17.6	43.0	3.3	0.3
ラード	−	26.5	12.1	42.5	9.8	0.7
バター	3.7	29.6	11.1	24.6	2.6	0.7

表 6.31 主要脂肪酸および食用油脂の融点

脂 肪 酸	融 点（℃）	食 用 油 脂	融 点（℃）
ラウリン酸（12：0）	44.2	ご ま 油	−20〜0
パルミチン酸（16：0）	63.1	な た ね 油	−20〜0
ステアリン酸（18：0）	71.5	大 豆 油	−20〜0
オレイン酸（18：1n9）	16.3	綿 実 油	−5〜5
リノール酸（18：2n6）	−5.2	牛 脂	45〜50
α-リノレン酸（18：3n3）	−11.3	ラ ー ド	28〜48
アラキドン酸（20：4n6）	−49.5	バ タ ー	20〜30
		い わ し 油	約 −4

脂肪酸であれば融点が高く，牛脂やカカオ脂のように固体で，逆に2分子以上が不飽和脂肪酸であれば融点が低く，さらに二重結合の数が多ければ多いほど融点が低くなり，大豆油や綿実油のように液体である。融点は脂肪酸の炭素数が多くなるに従い高くなり，同一炭素数のものでは二重結合の数の多いほど低くなる。主要脂肪酸および主要食用油脂の融点を表 6.31 に示す。

最近では脂肪酸の二重結合の位置による栄養的価値が論じられ，リノール酸系（n-6系）とα-リノレン酸系（n-3系）脂肪酸摂取の賛否が分かれている。

6.14.3　各食用油脂の特徴

（1）　大豆油

大豆（含油率18〜20％）から採油され，主に天ぷら油，サラダ油として消費される。構成する脂肪酸はリノール酸が最も多く，オレイン酸，パルミチン酸が続き，さらにα-リノレン酸が多く，これらの4脂肪酸で全脂肪酸の95％前後を占める。

（2）　なたね油

なたね（含油率38〜40％）から採油され，大豆油と同様に天ぷら油，サラダ油として消費される。オレイン酸が最も多く，リノール酸，α-リノレン酸が続き，これらの3脂肪酸で全脂肪酸の90％前後を占める。

（3）　オリーブ油

オリーブ果実（含油率40〜60％）から採油され，食用の他，薬用，化粧用に用いられる。オレイン酸の含有量が非常に多く，全脂肪酸の75％前後を占めており，酸化安定性に優れる食用油脂である。

（4）　サフラワー油

別名べにばな油とも呼ばれ，サフラワー種子（含油率38〜40％）から採油され，食用の他，乾燥性が高いので，工業用原料としても広く用いられている。リノール酸含有量が全脂肪酸の75％前後を，オレイン酸が13％前後を占めている。

（5）　ごま油

ごま種子（含油率45〜55％）から採油され，一般にごま種子を炒ってから搾油するため，

独特な香気が中華料理，天ぷら油として好まれている。抗酸化物質（セサモールなど）が含まれ，酸化に対する安定性は高い。リノール酸とオレイン酸がおのおの40％前後を占め，パルミチン酸が10％程度含まれる。

（6） 綿実油

綿実（含油率15～25％）から採油され，主に食用油として，または硬化してマーガリンの原料としても利用される。構成脂肪酸はリノール酸が55％以上と最も多く，次いでパルミチン酸，オレイン酸がおのおの20％前後からなる。

（7） パーム油

パーム樹の果実（含油率16～20％）から圧搾法で採油され，植物脂に属し，マーガリン，ショートニング，フライ用などの他，石けん原料としても広く用いられている。構成する脂肪酸はパルミチン酸とオレイン酸がおのおの40％前後を占め，リノール酸が10％前後含まれる。

（8） カカオ脂

カカオ豆（含油率35～55％）から圧搾法で採油される植物脂で，チョコレート，ココアの原料となる。カカオ脂のトリアシルグリセロール主要分子種は，18：1n9-16：0-18：0型，18：1n9-18：0-18：0型が全分子種の70％以上を占めるため，融点が35℃前後で体温に近く，口溶けが良い特性をもつ。

（9） ラード

豚の脂肪組織（含油率50～80％）から採油され，その物性から製菓・製パン，フライ油などに用いられる。部位によって異なるが，オレイン酸が最も多く40％以上を占め，次いでパルミチン酸，ステアリン酸，リノール酸と続く。

6.15 菓子類

し好食品である菓子類の多くは甘味を有し，通常は茶やコーヒーなどの飲料とともに供される。菓子はその起源により和菓子，洋菓子，中華菓子などに分類されるが，明確に分類できないものも多く，現在ではその種類は無数といっても言い過ぎではない。

和菓子に用いられる原料は米粉，小麦粉，あん，豆，砂糖が主なものであり，洋菓子の場合は小麦粉，乳製品，卵，果実，砂糖と香料として洋酒などが使用される。中華菓子ではラードと種実などが用いられるのが特徴である。このため，和菓子では炭水化物がおよそ50～80％を占めるものが多いが，洋菓子では特に脂質が10～30％と高く，和菓子と比べると単位エネルギー値が高いものが多い。

菓子の水分含量からみると生菓子，半生菓子，干菓子に大別される（図6.23，6.24）。水分含量により日持ちの程度が異なるが，缶詰をはじめ包装技術が発展して長期保存が可能となり，生菓子や半生菓子も広く流通されるようになった。

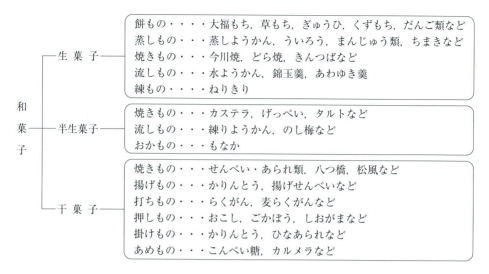

図 6.23　和菓子の分類

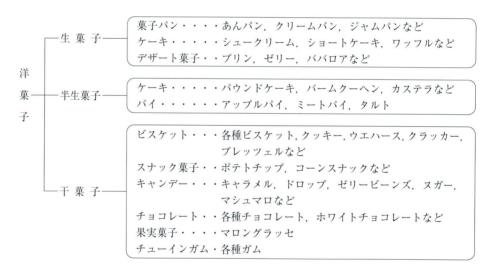

図 6.24　洋菓子の分類

6.16　し好飲料

し好飲料とは，アルコール飲料「酒税法上アルコールを1度（容量％）以上含むもの」と，非アルコール飲料とに大別される。本来は栄養素の摂取を目的とするものではなく，香味や刺激，気分を楽しむものであるが，最近ではこれらに含まれる成分の機能性についても注目されている。

6.16.1　アルコール飲料

酒の起源は古く，世界各地でその気候，風土，原料，食習慣などにより多種多様な酒がつく

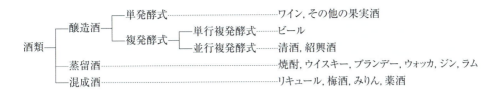

図 6.25　酒類の分類

られている。基本的には酵母によるアルコール発酵を利用したものであるが，その製造法により醸造酒，蒸留酒，混成酒に分類される（図 6.25）。

醸造酒は，果実などの原料に含まれている糖類を直接アルコール発酵させる単発酵式のものと，穀類などのでんぷんをかびや麦芽の酵素で糖化する工程をもつ複発酵式に分けられる。さらに，複発酵式には糖化とアルコール発酵を順次行う単行複発酵，それらが同時進行する並行複発酵とがある。醸造酒は一般にアルコール分が少なくエキス分の多いのが特徴である。蒸留酒は，醸造酒を蒸留したものであり，アルコール分が多くエキス分は少ない酒である。また，これら醸造酒や蒸留酒に甘味料，香料，色素，動植物のエキス分などを加えたものが混成酒であり，アルコール分，エキス分ともに多い。

（1）清　酒（表 6.32，図 6.26）

日本独特の醸造酒で日本酒とも呼ばれる。原料米に麹かびを作用させ，でんぷんの糖化を行い，同時に，生成した糖類を酵母でアルコール発酵させる並行複発酵式によりつくられる。

表 6.32　主な清酒の種類

名　称	内　　容
純米酒*	精米歩合の基準はないが，米と米麹のみを原料とした清酒
本醸造酒*	精米歩合が 70% 以下の米，米麹，醸造アルコールを原料として製造した清酒。醸造アルコールの添加量は白米の重量 10% 未満と定められている
特別純米酒* 特別本醸造酒*	純米あるいは本醸造酒のうち，精米歩合 60% 以下の米を使うなど原料や特別の製造方法でつくった清酒
吟醸酒* 大吟醸酒*	精米歩合により 60% 以下が吟醸酒，50% 以下は大吟醸酒とされる。吟醸造りにより特有の香味がある清酒。醸造アルコールを無添加のものは純米吟醸酒，純米大吟醸酒となる
原酒	圧搾後に加水調節をしていない清酒。ただし，アルコール分 1% 未満の範囲内で加水調節したものは原酒としてよい
生酒	圧搾してから，一切加熱処理をしない清酒
生貯蔵酒	火入れをしないで貯蔵し，市販容器に詰める際に 1 回だけ火入れをして出荷する清酒
生一本	自社の単一の製造場のみでつくった純米酒
樽酒	木製の樽で貯蔵し木香がついた清酒。または，この清酒を樽以外の容器に詰めかえたもの
普通酒	上記以外の清酒で，醸造アルコールのほか糖類，酸味料，調味料の使用が認められている。一般的に流通している多くの清酒は普通酒で，「上撰」「佳撰」などと称されていた

*：特定名称酒（精米歩合，醸造アルコール添加量など原料や製法に一定の基準が設けられている清酒）

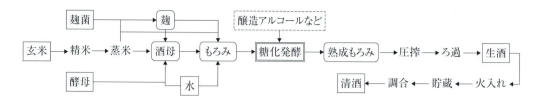

図 6.26　清酒の製造工程

　主原料である米は，玄米のままでは胚芽や糠層にたんぱく質，脂質などが多く，これらが酒の品質に悪影響を及ぼすため精米され，でんぷんの α 化と殺菌の目的で蒸気で蒸される。

　清酒の醸造では麹つくり，酒母つくり，もろみつくりが重要な工程である。麹は蒸米に種麹（*Aspergillus oryzae*）を接種してこれを繁殖させたものである。酒母は酛とも呼ばれ，蒸米，麹，水に酵母（*Succharomyces cerevisiae*）を加えてつくる酵母の培養液である。できあがった酒母にさらに麹，蒸米，水を加えてもろみをつくる。このとき麹と蒸米の添加は通常3回に分けて行われ，糖化とアルコール発酵が徐々に進む。発酵は 20～30 日で終了し，このときのアルコール濃度は 20％程度になる。

　熟成したもろみは圧搾，ろ過，火入れ（加熱殺菌）を行い発酵停止させる。最後にこれら原酒を調合，加水して味を整え，ろ過と火入れをもう一度行い瓶詰めなどにされる。

　清酒のアルコール濃度は 15～16％程度であり，ぶどう糖などの糖質，コハク酸，リンゴ酸，乳酸などの有機酸や高級アルコール類，低級脂肪酸のエステル類などが清酒の風味に大きく影響している。

（2）　ビール・発泡酒（図 6.27）

　ビールは，大麦の麦芽の酵素を利用して麦芽でんぷんを糖化したのち，アルコール発酵させる単行複発酵式の発泡性醸造酒である。使用する酵母の種類により上面発酵（*Saccharomyces cerevisiae*）と下面発酵（*Saccharomyces carlsbergensis*）に大別される。イギリスのエール，スタウトは代表的な上面発酵ビールであるが，日本をはじめ世界的には下面発酵ビールが多い。

　ビールの製造は，まず大麦を発芽させ各種酵素を生合成させる。その後，焙乾し発芽を止めて，同時にアミノ-カルボニル反応により色や風味を与える。この乾燥麦芽は粉砕，加水して

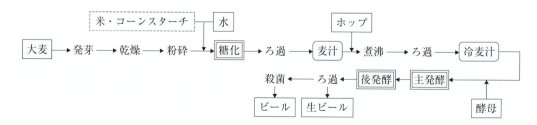

図 6.27　ビールの製造工程

でんぷんを糖化させた麦汁とし，ビール特有の苦味と芳香をつけるホップを加えて煮沸する。発酵は2段階で行い，およそ1週間の主発酵ののち，約0℃の低温で数十日間の後発酵（熟成）で炭酸ガスが溶け込む。近年では精密ろ過により酵母を除去し，熱処置（加熱殺菌）をしない生ビールが主流である。

アルコール濃度は5％程度である。苦味の主体はイソフムロンであり，ホップに含まれるフムロンが加熱によって変化したもので，ビールの泡の形成にも関係している。

ビールと発泡酒の違いは，おもに麦芽の使用率にある。酒税法により「ビール」とは麦芽比率が原料の50％以上とされている。麦芽やホップ以外には副原料として米やとうもろこしなどの発酵助成を目的とするもののほかに，風味付けのための香辛料やハーブなどの使用が認められている。一方，「発泡酒」は麦芽比率が50％未満（多くは税率の低い25％未満）のものをいう。ビール風味であっても麦芽が未使用のものは「その他の発泡性酒類」に分類されている。

（3）ぶどう酒（ワイン）（図6.28）

ぶどうに含まれる糖類を酵母により直接アルコール発酵させる単発酵酒である。果実酒の代表であり，その色により赤，白，ロゼに大別される。赤ワインは赤色または黒色系のぶどうをつぶして果皮とともに発酵させたものである。この発酵初期の段階で果皮を取り除いたものがロゼであり，白ワインは緑色または赤色系の品種を搾汁し，果汁のみを用いる。

ワイン酵母は*Saccharomyces cerevisiae*に属するもので，メタ重亜硫酸カリウムを添加し，雑菌の繁殖抑制，酸化防止が行われる。発酵が終わると樽詰めされ0〜3年程度熟成させる。その後瓶に詰められてさらに熟成を行う。

ワインのアルコール濃度は10〜14％である。おもな有機酸は酒石酸とリンゴ酸であり，赤ワインの色や渋味はアントシアニンやカテキンなどのポリフェノール類やその重合物などが関係している。

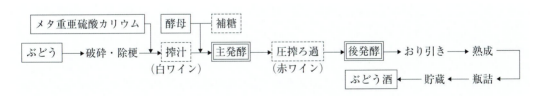

図6.28　ぶどう酒の製造工程

（4）紹興酒

紹興酒は中国の黄酒の一種であり，特に浙江省紹興府でつくられるものをいう。日本の清酒と同じ並行複発酵による醸造酒であるが，もち米，麦麹，酒薬および水を主原料とし，ムコール（ケカビ），リゾプス（クモノスカビ）を利用するのが特徴である。酒薬は甘草，肉桂，陳皮，さんしょうなどの薬草の浸出液と米粉を練り込み，これにムコールやリゾプスカビや酵母などを繁殖させたものである。アルコール濃度はおよそ16％ほどである。

(5) ウイスキー

ウイスキーは穀物を麦芽により糖化し，アルコール発酵させた後，蒸留を行い樽に貯蔵して熟成させた蒸留酒である。原料によりモルトウイスキー，グレインウイスキーに大別される。モルトウイスキーは大麦麦芽のみを使用しピート（泥炭）でいぶしながら乾燥し薫香をつけるのが特徴である。グレインウイスキーは燻煙しない麦芽を用い，とうもろこしやライ麦などを原料とする。蒸留方法は単式蒸留機（pot still）および連続式蒸留機（patent still）を用いるが，一般的にモルトウイスキーは前者で行われる。蒸留後はカシ材の樽に詰め2～3年以上貯蔵し熟成させる。また，原酒だけのシングルウイスキーに対して，原料や蒸留法などが異なる原酒を混合して口当たりをよくしたものをブレンデッドウイスキーと呼ぶ。

ウイスキーのアルコール濃度はおよそ40～50%である。プロパノール，イソブタノール，フェネチルアルコールなどのアルコール類やエステル，アルデヒド類が香気成分である。

(6) 焼 酎

焼酎は日本独自の蒸留酒であり，酒税法では製造法によって連続式蒸留焼酎（旧甲類）と単式蒸留焼酎（旧乙類）に分けられている。

連続式蒸留焼酎は，糖蜜などを原料にアルコール発酵させたもろみを連続式蒸留機で蒸留し，ほぼ純粋なアルコールを得て，これを36%未満に希釈したものである。一方，単式蒸留焼酎は本格焼酎や泡盛などで，米や大麦の麹を用い，米，麦，さつまいも，そばなどのでんぷん質原料を糖化，発酵させ単式蒸留機で蒸留したものであり，アルコール濃度は酒税法で45%以下とされている（多くは20～25%）。麹には黒麹カビ（Aspergillus awamori, Asp. kawachii など）などが用いられているのも特徴である。香気成分はアルコール類やエステル類などであり，原料によってそれぞれ独特の芳香が生じる。

(7) ブランデー

ブランデーは果実酒を蒸留したものであり，一般的には白ぶどうを原料としたものをいう。発酵後，蒸留してアルコール濃度70%程度のものをオーク樽に詰めて数年～数十年貯蔵熟成させる。アルコール濃度は，ウイスキーと同程度の平均40%である。

(8) みりん

「本みりん」は日本独特の調味料であるが，アルコール濃度がおよそ14%の混成酒であり，酒税法により「みりん風調味料」と区別して扱われる。もち米と米麹にアルコールまたは焼酎を加え，60日程度密閉保温し熟成させたもろみを圧搾，ろ過してつくる。熟成中は酵母によるアルコール発酵はなく，麹の酵素によりもち米でんぷんの糖化とともにアミノ酸などの風味に関与する成分が生成される。このほか，本みりんにさらに焼酎などを加えた「本直し」と称するアルコール濃度が22%ほどの飲用にされるみりんがある。

6.16.2 非アルコール飲料

(1) 茶 類（図6.29, 6.30）

茶は世界中で親しまれている代表的なし好飲料であり，主なものとして緑茶，紅茶，ウーロ

ン茶があげられる。いずれもツバキ科ツバキ属（*Camellia sinensis*）の常緑樹の新芽を加工したものである。

茶の分類は製造方法の違いにより不発酵茶，半発酵茶，発酵茶に大別されるが，産地や茶葉の栽培方法，摘採時期などによってさまざまな種類の茶が存在する。なお，茶の製造における「発酵」とは，生葉に含まれる酵素の利用を意味する。

① 緑茶（日本茶）

緑茶は日本茶ともいわれ日本人の日常に不可欠なし好飲料であり，煎茶，玉露，抹茶，番茶などの種類がある。

緑茶は不発酵茶であり，摘採した茶葉を製造の初段階で加熱し，ポリフェノールオキシダーゼなどの各種酵素の失活を行うのが特徴である。このことで茶葉の緑色が保持され，ビタミン類も残存する。加熱法には蒸気で蒸す蒸熱法と平釜の中で炒る釜炒法とがある。一般的な日本茶は蒸熱法で加熱し，その後，揉捻，乾燥，選別，火入れして製品とされる。

玉露や抹茶には日光を遮光して栽培した覆下と呼ばれる茶葉を用いる。覆下には茶のうま味成分であるテアニン（γ-グルタミルエチルアミド）が多く含まれる。

茶の渋味の主体はカテキン類である。苦味成分はカフェインで覚醒作用，利尿作用を有する。そのほか緑茶にはカロテンやビタミンCなどのビタミン類が多く含まれているが，浸出液にはほとんど溶出しないため，葉をそのまま飲用する抹茶以外は期待できない。また，最近では緑茶に含まれるポリフェノールの一種である茶カテキンの抗酸化作用をはじめとする機能性が注目されている。

② 紅茶

紅茶は緑茶とは異なり，製造において加熱しないのが特徴である。すなわち萎凋および揉捻により細胞を破壊し，酵素作用を促進して十分に発酵させる発酵茶である。その後，乾燥して

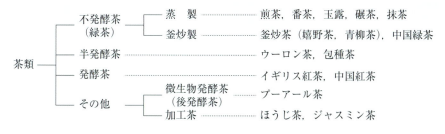

図6.29　茶の分類

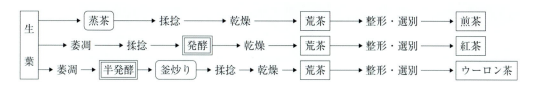

図6.30　茶類の製造工程概略

発酵を止める。発酵により，クロロフィルは分解され緑色は消失し，ポリフェノールオキシダーゼによってカテキン類が酸化して赤色のテアフラビン，さらに酸化重合した褐色のテアルビジンが生成されて紅茶独特の色調がつくられる。また，紅茶の香りもこの過程で生成される。茶葉に残存するビタミン類は緑茶に比べると製造中の減少が大きく，特にビタミンCは消失する。

　③　ウーロン茶

　お茶の起源は中国とされているが，その中国茶のわが国における代表がウーロン茶である。製造方法は，生葉をまず日干および室内萎凋させる。この間に酵素の作用（発酵）が進行する。その後，釜炒りで酵素作用を止め，揉捻操作を行い乾燥させ製品とする。発酵の程度が緑茶と紅茶の中間的であり半発酵茶とされる。

　（2）　コーヒー

　コーヒー豆は，アカネ科コフィア属（Coffea）の常緑樹から収穫した成熟果実の種子（生豆）であり，これを焙煎，粉砕したのち熱湯などにより侵出し飲用する。

　果実の外皮，果肉，種皮などを除去する精製工程は，乾燥させて行う乾式法と発酵層で分解する湿式法がある。生豆は保存性の向上のために水分を12～13％にまで乾燥させ，格付けされたのち，産地より出荷される。焙煎はアミノ–カルボニル反応やカラメル化をはじめ種々の成分変化が起こり，コーヒー特有の色と風味を左右する重要な工程である。

　コーヒーの苦味は茶と同様にカフェイン，渋味はクロロゲン酸などである。おいしさの要素の一つである酸味にはクエン酸，リンゴ酸，酢酸，キナ酸などが関与している。

　（3）　ココア

　ココアは，アオギリ科カカオノキ属（Theobroma cacao）のカカオ果実の種子からつくられる。種子は焙煎して種皮と胚芽を除去し，子葉部から磨砕，圧搾によりカカオ脂（カカオバター）を一部脱脂する。これを粉末にしたものがココア（ピュアココア）である。

　脂肪含量が22％以上のブレックファストココア，中脂肪ココア（10～22％）と低脂肪ココア（10％以下）に分けられるが，ココアは脂肪以外にもたんぱく質，炭水化物，ミネラルが豊富で栄養価が高い。苦味成分であるテオブロミンはカフェインに類似した物質であるが興奮作用ははるかに弱く低刺激性である。また，緑茶同様にポリフェノールが多く含まれる食品として注目されている。

　（4）　清涼飲料

　清涼飲料とは清涼感，爽快感をもつアルコール（1％未満）を含まない飲料であり，発泡性飲料（炭酸飲料）と果実飲料などの非発泡性飲料に大別されるが，最近ではスポーツドリンクや機能性飲料と呼ばれる新しいタイプの飲料も登場している。なお，食品衛生法では乳酸菌飲料，乳および乳製品は含まれない。

　炭酸飲料は，二酸化炭素（炭酸ガス）を含有する発泡性飲料で，飲用水に炭酸ガスを圧入したもの，および，これに甘味料，酸味料，フレーバリング（香料や植物エキスなど）を加えたものと定義されている。コーラ，サイダー，果汁色飲料のほか，最近市場が拡大しているノン

アルコールのビール風味飲料などが代表的なものである。

　果実飲料は，日本農林規格（JAS規格）では果汁分10％以上を果実飲料として，濃縮果汁，果実ジュース（ストレート果汁，還元果汁），果実ミックスジュース（2種以上の果汁），果粒入り果実ジュース（果肉切片など30％以下），果実・野菜ミックスジュース（果実分50％以上），果汁入り飲料（果汁10〜100％未満）と大きく六つに分類している。

　スポーツドリンクは，運動時の発汗により失われた水分，ミネラル，エネルギーの補給などを飲用目的として，これらを補う成分が配合されている。また，近年，特定保健用食品や機能性表示食品などの制度化により，さまざまな機能性を付加したものが開発されるなど，清涼飲料の市場は多種多様化している。

6.17　調味料類および香辛料類

6.17.1　調味料類

　調味料は食物の味を調えることを目的として添加されるもので，日本食品標準成分表2015年版では食塩類，しょうゆ類，食酢類など11種類に分類されている。

（1）食塩類

　一般家庭で利用されている食塩は，国内産のものは海水に含まれている塩化ナトリウムをイオン交換膜法により濃縮したもので，輸入品は海水を天日で乾固したもの（原塩という）が大部分を占めるが，天然の岩塩（輸入）を加工したものも一部利用されている。図6.31に精製塩の製造工程を示す。日本食品標準成分表2015年版では，食塩，並塩，精製塩（家庭用）および精製塩（業務用）に分類されており，その成分は99％以上が塩化ナトリウム（灰分）である。

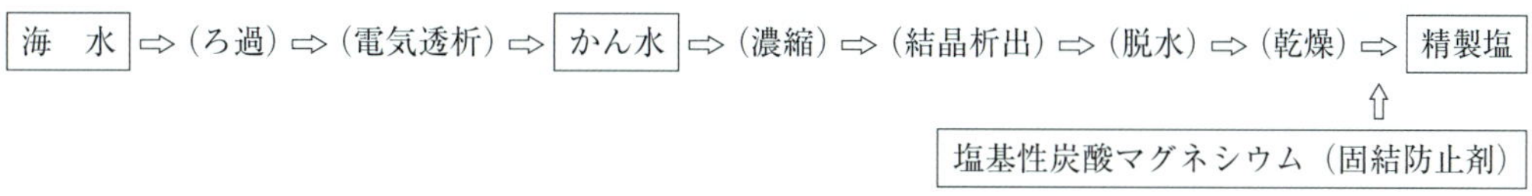

海水 ⇒（ろ過）⇒（電気透析）⇒ かん水 ⇒（濃縮）⇒（結晶析出）⇒（脱水）⇒（乾燥）⇒ 精製塩
　　⇧
　　　　　　　　　　　　　　　　　　　　　　　　　　　　　　　塩基性炭酸マグネシウム（固結防止剤）

図6.31　精製塩の製造工程

（2）しょうゆ類

　しょうゆの主原料は大豆・小麦・食塩であり，しょうゆ生産量の80％以上を占めるこいくちしょうゆの製造工程を図6.32に示す。

　しょうゆの成分は種類によって異なり，水分が60〜70％，灰分が14〜17％，炭水化物が8〜20％，たんぱく質が2〜12％含まれている。脂質は圧搾工程でしょうゆ粕とともに除去されるため含有していない。日本農林規格（JAS規格）の分類方法には，「JASの5分類」，「製法による分類」，「等級による分類」の三つがある。

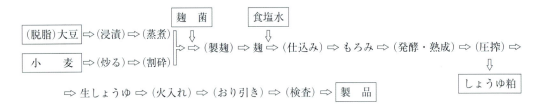

図 6.32　こいくちしょうゆの製造工程

① JAS の 5 分類：こいくちしょうゆ，うすくちしょうゆ，たまりしょうゆ，さいしこみしょうゆ，しろしょうゆの 5 分類となっている。

② 製法による分類：原料の大豆や小麦中のたんぱく質の分解を微生物（麹菌・酵母）のつくる酵素の働きだけで行う「本醸造」（生産量の 8 割を占める），もろみやきあげしょうゆにアミノ酸液または酵素処理液を加えて発酵・熟成させる「混合醸造」，発酵・熟成を行わず，きあげしょうゆにアミノ酸液を混ぜ合わせた「アミノ酸液混合」などに分類される。

③ 等級による分類：窒素分や色度，エキス分などにより「特級」，「上級」，「標準」に分類される。

（3） 食酢類

4～5％の酢酸を主成分とする酸性の調味料で，原料中のでんぷんや糖類を酵母によりアルコール発酵させ，さらに酢酸菌で酢酸発酵させて製造される。約 90％の水分以外の主成分は，酢酸と炭水化物（1～7％）であり，他に種々の有機酸やエステル類など香気成分を含む。図 6.33 に米酢の製造工程を示す。米，小麦，とうもろこしなどを原料とする穀物酢，りんご，ぶどうなど果実を原料とする果実酢などの醸造酢，酢酸発酵を行わない合成酢に分類される。

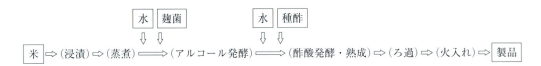

図 6.33　米酢の製造工程

（4） みそ類

蒸した大豆に，麹を加えて熟成させたものである。麹の原料に米，麦および大豆を使うかによって，米みそ，麦みそ，豆みそに分類される。米みその製造工程を図 6.34 に示す。

みそは約 45％の水分を含み，他に炭水化物を 20～40％，たんぱく質を 10～20％，脂質を 3～10％および灰分（大部分が食塩）で占められている。

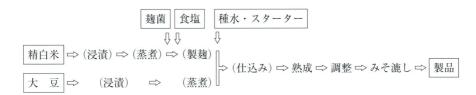

図6.34 米みその製造工程

(5) ウスターソース類

日本農林規格（JAS規格）では「野菜若しくは果実の搾汁，煮出汁，ピューレーまたはこれらを濃縮したものに糖類，食酢，食塩および香辛料を加えて調製したもの，またはこれにでんぷん，調味料などを加えて調製したものであって，茶色または茶黒色をした液体調味料」と定義されており，粘度などにより，ウスターソース，中濃ソースおよび濃厚ソースに分類されている。水分約60％，炭水化物約30％，食塩約8％含んでいる。一般に主原料の野菜類，香辛料および調味料をそれぞれ調整混合，さらに加熱冷却後に熟成することにより製造される。

(6) トマト加工品類

日本農林規格（JAS規格）ではピューレー，ペースト，ケチャップ，トマトソースおよびチリソースに分類されている。**表6.33**にトマト加工品類について示す。

表6.33 トマト加工品類について

名　称	原料と製造法	成分の規格
ピューレー	トマトを粉砕，裏ごしまたは搾汁後，濃縮して調味	無塩可溶性固形分24％未満
ペースト		無塩可溶性固形分24％以上
ケチャップ	濃縮トマトに食塩，香辛料，醸造酢，砂糖，たまねぎまたはにんにくなどを加えて製造	可溶性固形分25％以上 トマト以外の野菜類3％以上
トマトソース		可溶性固形分25％未満 トマト以外の野菜類3％未満
チリソース	トマトを粉砕し，種子を残して濃縮後，調味	可溶性固形分30％以上

(7) うま味調味料

● グルタミン酸ナトリウム

昆布に含まれるうま味成分として発見された。さとうきびからショ糖をとった残りの廃糖蜜中の糖質を主成分とする培養液中でグルタミン酸生産菌を培養させ，単離，回収して製造する発酵法と，小麦または脱脂大豆を濃硫酸でたんぱく質を分解させ，これに塩酸を加えてできたグルタミン酸塩酸塩を水酸化ナトリウムで中和してナトリウム塩の結晶として製造する抽出法とがある。

● 5′-イノシン酸ナトリウム・5′-グアニル酸ナトリウム

かつお節からイノシン酸，しいたけからグアニル酸が発見された。いずれも，酵母のリボ核酸に核酸分解酵素を反応させることにより製造される。

6.17.2 香辛料類

香辛料類の原料は植物の種子，果実，葉茎，根などを主として乾燥させたもので個々に特有の香気と辛味をもっており，食品に添加することで，着香，抑臭，防腐・酸化防止効果および食欲増進効果などが得られる．主な香辛料について表6.34に示す．

表6.34 香辛料

	原料・製造法など	特徴	特徴を示す成分
からし（マスタード）	からし菜種子を脱脂後，主に粉末化する	辛味	シニグリン（和からし）がミロシナーゼにより，アリルイソチオシアネートに変化．シナルビン（洋からし）がミロシナーゼにより，パラハイドロベンジルイソチオシアネートに変化
わさび	生わさびはすりおろして利用される．加工品は乾燥粉末化する	辛味	シニグリンがミロシナーゼにより，アリルイソチオシアネートに変化
こしょう	未熟の実を発酵後に乾燥させた黒こしょう．完熟した実を水に浸けて発酵させた後，外皮を除いて乾燥させた白こしょう	辛味	チャビシン，ピペリン
とうがらし	タカノツメ，ヤツブサなど成熟により赤色になり乾燥させて種子とともに利用される	辛味	カプサイシン
シナモン（桂皮）	樹皮を乾燥粉末化したものである．粉末状，スティック状のものがある	甘味 芳香	シンナミックアルデヒド
しょうが（ジンジャー）	塊茎を乾燥粉末化する	辛味 芳香	ジンゲロン，ショウガオール シトラール
オールスパイス	未熟の果実を乾燥させたもの	芳香	オイゲノール クローブ，シナモン，ナツメグの香りをあわせもつ
さんしょう	葉と果実を乾燥させたもの	芳香 辛味	サンショオール，シトラネオール
うこん（ターメリック）	根茎を煮熟して乾燥させたもの	色素 芳香	クルクミン ターメロン
ナツメグ メース	種子を乾燥 仮種子（種子と外皮の間）を乾燥	芳香	カンフェン，ジペンテン
セージ	葉，花穂を乾燥させたもの	芳香	チャン
バジル	葉茎を乾燥させたもの	芳香	
ローレル	月桂樹の若葉を乾燥	芳香	シネオール，オイゲノール
コリアンダー	完熟種子を乾燥させたもの	芳香	リナロール

6.18 調理加工食品類

日本食品標準成分表2015年版には，調理加工食品類として，カレー，ぎょうざ，魚フライ類などのレトルトパウチ食品，冷凍食品などが記載されている。個々の調理加工食品の成分組成は主原料に使用されている食品に影響される。

6.18.1 レトルトパウチ食品

レトルトパウチ食品は，レトルト殺菌が可能な耐熱性の小袋（パウチ）状の包装容器をレトルトパウチといい，これに調理された食品を充填，密封し，100℃以上の高温で加圧，加熱殺菌をして製造されたもので，缶詰やびん詰と同様に常温での流通が可能な食品である。

JAS法では，「プラスチックフィルム若しくは金属はく，またはこれらを多層に合わせたものを袋状その他の形状に成型した容器（機密性・遮光性）に調製した食品を詰め，熱溶融により密封し加圧加熱殺菌したものをいう」と定義されているが，例外として，流通期間が短く，保存期間表示がある場合は透明な容器包装を用いることが認められている。

さらに，JAS法ではレトルトパウチ食品をカレー，ハヤシ，パスタソース，マーボー料理のもと，混ぜごはんのもと類，どんぶりもののもと，シチュー，スープ，和風汁物，米飯類，ぜんざい，ハンバーグステーキ，ミートボール，食肉味つけ，食肉油漬，魚肉味つけ，魚肉油漬の17品目に区分している。

（1）包装材料

レトルト食品は，一般の包装食品に比較し，次のような特徴をもっている。包装材料は，

表6.35　レトルト食品に用いられる主な包装材料

形態	タイプ	構成	内容食品
パウチ	透明・通常	ON/CPP，PET/ON/CPP	ハンバーグ，米飯
	透明・バリアー	ON/PVCD または EVOH/CPP ON/SiO 蒸着 PET/CPP	カレー，シチュー，シーフード，ソース
	アルミ箔・バリアー	PET/Al箔/CPP または特殊PE	カレー，シチュー
容器	深絞り・バリアー	ふた　PET/PVDC または EVOH/CPP 底　　CPP/PVDC または EVOH/CN	食肉加工食品，水産加工食品
	トレー・バリアー	ふた　PET/PVDC または EVOH/CPP 底　　CPP/PVDC または EVOH/CPP	米飯，シチュー
	容器・バリアー	ふた　Al蒸着 PET/CPP 容器　CPP/スチール箔/CPP	プディング，ゼリー，サラダ，食肉加工品，水産加工品
ロケット状	透明・バリアー	PVDC単体	畜肉ハム・ソーセージ，魚肉ハム・ソーセージ

注）ON：延伸ナイロン，CPP：未延伸ポリプロピレン，PET：ポリエステル，PVDC：塩化ビニリデン，EVOH：エチレン−酢酸ビニル共重合体のけん化物，SiO：酸化ケイ素，Al：アルミニウム，CN：未延伸ナイロン

120℃以上に耐えられると同時に，高温・高圧殺菌されたときの包装材料のバリアー性（気体遮断性）が高いこと，食品中の微生物は120℃，4分間以上加熱されているので，完全に殺菌されていること，開封しなければ，常温で1年以上保存可能であること，熱水や電子レンジなどで加熱することができ，簡便に食べられることなどである。

レトルト食品に使用されるラミネートフィルムには，ナイロン，ポリエステルなどの外層フィルム，またバリアー層として塩化ビニリデン，アルミ箔，特殊ナイロン，さらに内層フィルムとしてポリプロピレン，特殊ポリエチレンなどがある。表6.35にレトルト食品に用いられる主な包装材料を示す。

（2）カレー

レトルトパウチ食品（カレー）の製造工程を図6.35に示す。

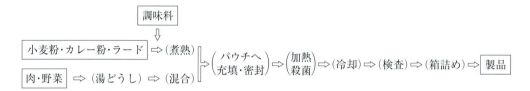

図6.35　レトルトパウチ食品（カレー）の製造工程

6.18.2　冷凍食品

冷凍食品の定義は，日本においては法律，規則，基準などでさまざまに定められているが，JAS規格の中で調理冷凍食品を「農林水産物に選別，洗浄，不可食部分の除去，整形などの前処理及び調味，成形，加熱などの調理を行ったものを凍結し，包装し及び凍結したまま保持したものであって，簡便な調理をし，またはしないで食用に供されるものをいう」と定義している。

（1）原料処理

原料処理工程は，原料の種類により個々に対応したものになっているが，原料の選別，不要部分の除去，成形，重量調整などがある。特殊な処理工程としては，冷凍保存中の品質の劣化を防止するために野菜類ではブランチング，果実では糖液浸漬などがあり，また水産物では三枚おろし，切り身の調製などの手作業があるほか，冷凍すり身ではたんぱく質の凍結変性防止のためにショ糖，ソルビトールと重合リン酸塩の添加が行われている。

（2）調理食品

凍結前に調理が行われる調理食品には，コロッケなどのフライ類，その他にハンバーグ，しゅうまい，ぎょうざなどがある。

冷凍ハンバーグの製造工程を図6.36に示す。

原材料 ⇒ （混合）⇒ （成型）⇒ （焙焼）⇒ （冷却）⇒ （冷凍）⇒ （包装）⇒ 製　品

図6.36　冷凍ハンバーグの製造工程

（3）凍結方法

冷凍食品の製造工程中で凍結工程は最も基本的な工程で，凍結による品質の低下を防ぐためには，できるだけ低い温度で急速に凍結させて−18℃以下に下げることが大切である。

ブロック凍結：個々の食品を一定の形にまとめて凍結する。

バラ凍結（IQF, individual quick freezing）：食品を一個一個バラバラに凍結する。米飯類の凍結に利用される。

6.18.3　インスタント食品

一般にインスタント食品とは，適切な加工処理が施されており，食用に際して煩雑な調理操作，労力，時間を必要とせず，保存，保管に特別の器具を必要とせず，保存，携帯，輸送に便利な食品である。

（1）分類

袋詰食品：米飯，赤飯，釜飯，チャーハン，カレー，シチューなど
乾燥食品：インスタントめん類，インスタントコーヒー，粉末スープなど
濃縮食品：レバーペースト，濃縮たれ類，スープ類など
冷凍食品：ハンバーグ，しゅうまい，ぎょうざ，フライ類など

（2）乾燥食品

インスタントめん（味付油揚げめん）の製造工程を図6.37に示す。

原材料 ⇨（混合・撹拌）⇨（複合）⇨（圧延）⇨（切出し）⇨（蒸し）⇨（味付け）⇨（油揚げ）⇨
⇨（袋詰め，カップ丼詰め）⇨（箱詰め）⇨ 製品

図6.37　インスタントめん（味付油揚げめん）の製造工程

6.18.4　缶・びん詰食品

缶・びん詰食品とは，食品を缶またはびんに詰めて密封したのち，加熱殺菌を施し，長期の保存性を与えた食品である。

まぐろ缶詰の製造工程を図6.38に示す。また，缶詰食品保存中における変敗について，表6.36に示す。

冷凍まぐろ ⇨（解凍）⇨（頭・内臓除去）⇨（洗浄）⇨（蒸煮）⇨（放冷）⇨（身割り）⇨（クリーニング）⇨
⇨（選別）⇨（切断・缶詰め）⇨（検量）⇨（調味液・食用油注入）⇨（脱気・密封）⇨（加圧加熱殺菌）⇨
⇨（冷却）⇨（検査）⇨（箱詰め）⇨ 製品

図6.38　まぐろ缶詰の製造工程

表 6.36 缶詰食品保存中における変敗

変敗の種類	原因
ジュース缶詰中へのスズの溶出	製造後数ヶ月で食品衛生法規定を超えるスズの溶出が起こる 原料中の硝酸塩，缶中の残存酸素により促進される
かに缶詰肉の青変	血色素ヘモシアン中の銅と加熱によって発生する硫化水素とが結合して，硫化銅となる
かに缶詰，貝缶詰の黒変	加熱により発生する硫化水素と缶の鉄が反応して硫化鉄となる
みかん缶詰液の白濁	みかん中のヘスペリジンによる ヘスペリジナーゼにより分解を防止することが可能
水産食品缶詰中の結晶	ストラバイド（$MgNH_4PO_4 \cdot 6H_2O$ の結晶）
まぐろ・さけ缶詰のハニカム	原料の鮮度不良が原因で，肉片に小孔が生成する

第7章 表示と規格

キーワード 保健機能食品，特別用途食品，特定保健用食品，栄養機能食品，機能性表示食品
課　題 保健機能食品が承認を受けるまでの手続きはどうなっているのか。

7.1 保健機能食品

　高齢化社会，健やかな一生を送るために，国民一人ひとりが自ら健康に対する関心を高める中で，食品に求められる機能も複雑かつ多様化している。機能性を表示することができる食品として，これまでは国が個別に許可した特定保健用食品と国の規格基準に適合した栄養機能食品に限られていた（表7.1）。今日，機能性をわかりやすく表示した商品の選択肢を増やし，消費者が商品の正しい情報を得て選択できるよう，2015年4月に，新しく機能性表示食品制度が始まった（図7.1, 7.2）。この制度によると，保健機能食品は特定保健用食品，栄養機能食品および機能性表示食品の3つに分類される。

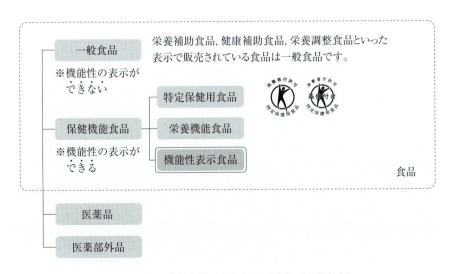

図7.1　保健機能食品の名称および分類（消費者庁）

	法的根拠	認証方式	対象となる成分	可能な機能性表示	安全性	マーク
いわゆる健康食品（健康補助食品、栄養補助食品、栄養調整食品、栄養強化食品等）	なし	なし	ルールなし	不可（保健機能食品と紛らわしい名称、も含めて不可）	食品衛生法の遵守※2が必要	なし。ただし一部に民間の独自制度によるものがある。
特定保健用食品	・健康増進法第26条 ・健康増進法に規定する特別用途表示の許可等に関する内閣府令 ・食品表示法第4条第1項に基づく食品表示基準	国による個別許可	作用機序※1が明らかになっている成分	健康の維持、増進に役立つ、又は適する旨を表示（疾病リスクの低減に資する旨を含む）（例：糖の吸収を穏やかにします。）	食品衛生法の遵守※2を前提として ・消費者委員会及び食品安全委員会において個別に審査	消費者庁許可 特定保健用食品 消費者庁許可 条件付き 特定保健用食品
栄養機能食品	・食品表示法第4条第1項に基づく食品表示基準	自己認証（国への届出不要） 対象成分及び含有量の基準は国が策定	ビタミン13種類、ミネラル6種類、脂肪酸1種類	栄養成分の機能の表示（成分ごとに国が定める定型文）（例：カルシウムは、骨や歯の形成に必要な栄養素です。）	食品衛生法の遵守※2を前提として ・含有量の基準を国が策定	なし
機能性表示食品	・食品表示法第4条第1項に基づく食品表示基準	事前届出制（販売前に国への届出が必要）	作用機序※1が明らかになっている成分（栄養成分を除く）	健康の維持及び増進に役立つ旨又は適する旨（疾病リスクの低減に係る旨を除く）（例：A（機能性関与成分）が含まれ、Bの機能があることが報告されています。）	食品衛生法の遵守※2を前提として ・十分な食経験又は試験による安全性確認 ・機能性関与成分と医薬品との相互作用の確認 ・摂取量を踏まえた製品規格の設定 ・最終製品の分析 ・情報開示	なし
医薬品	・医薬品医療機器等法第2条第1項	国、都道府県による個別承認	医薬品成分	効能・効果の表示（例：鉄欠乏性貧血（鉄剤） 骨粗鬆症（ビタミンD3剤） 関節痛、神経痛、腰痛、五十肩（コンドロイチン製剤））	国、都道府県の個別審査	なし
医薬部外品	・医薬品医療機器等法第2条第2項	国、都道府県による個別承認	医薬品成分等	効能・効果の表示（例：滋養強壮、虚弱体質、肉体疲労・病中病後などの場合の栄養補給（ビタミン含有保健剤））	国、都道府県の個別審査	なし

※1　作用機序とは、体の中で成分がどのように働いているか、という仕組み　例）難消化性デキストリンは、腸内で糖と結合することで、糖の吸収を抑える。
※2　①食品等の規格及び基準（食品衛生法第11条）、②有毒・有害物質の混入防止措置等に関する基準（食品衛生法第50条）

図7.2　食品の機能性表示制度および関連する制度（消費者庁）

表7.1 特定保健用食品と栄養機能食品の表示すべき事項

		特定保健用食品	栄養機能食品
対象食品		すべての食品	n-3系脂肪酸，ビタミン (A, D, E, K, B_1, B_2, B_6, B_{12}, C)，ナイアシン，葉酸，パントテン酸，ビオチン，カリウム，カルシウム，鉄，亜鉛，銅，マグネシウムを一定量含む食品
法令上の位置づけ		健康増進法第26条 食品表示法第4条	食品衛生法第11条 栄養表示法第4条
表示すべき事項		1. 保健機能食品（特定保健用食品）である旨	1. 保健機能食品（栄養機能食品）である旨
		2. 栄養成分の表示（保健機能に関与する成分を含む）	2. 栄養成分の表示（機能表示する成分を含む）
		3. 特定の保健用途の表示（許可された表示）	3. 栄養機能表示
		4. 1日あたりの摂取目安量	
		5. 摂取方法	
		6. 保健の目的に資する栄養成分について，1日あたりの摂取目安量に含まれる当該栄養成分の量が栄養素等表示基準値に占める割合（栄養素等表示基準値が定められているものに限る）	6. 機能に関する表示を行っている栄養成分について，1日あたりの摂取目安量に含まれる当該栄養成分の量が栄養素等表示基準値に占める割合（栄養素等表示基準値が定められているものに限る）
		7. 摂取する上での注意事項	
		8. 「食生活は主食，主菜，副菜を基本に食事のバランスを」の一文	
			9. 本品は特定保健用食品と異なり，厚生労働省による個別審査を受けたものではない旨

7.1.1 特定保健用食品

特定保健用食品は，1990年に栄養改善法（現在は健康増進法）に基づく制度として創設された（図7.3）。これらは身体の生理学的機能などに影響を与える保健機能成分を含んだ食品であり，健康の維持増進および特定の保健の用途に役立てるものとされ，厚生労働省より個別に許可されたものである。その過程で特定保健用食品はさらに四つに分類された（図7.4）。特定保健用食品，条件付き特定保健用食品（有効性の科学的根拠が特定保健用食品のレベルには届かないが一定の有効性が確認），規格基準型特定保健用食品（許可実績が十分であるなど，科学的根拠が蓄積されている），疾病リスク低減表示特定保健用食品（関与成分の疾病リスク低減効果が医学・栄養学的に確立されている）である。

規格基準型特定保健用食品は現在，この基準を満たすものとして保健の用途が「おなかの調子を整える」旨の表示をする9成分がある（表7.2）。

疾病リスク低減表示特定保健用食品に関しては，従来，食品には疾病の名称を表示することは許可されていないが，関与成分の疾病リスク低減効果が医学的・栄養学的に確立されている

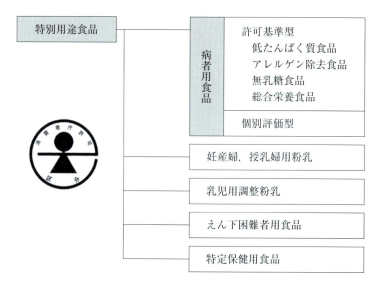

図7.3 特別用途食品の分類（消費者庁）

特定保健用食品	身体の生理機能などに影響を与える特定の成分を含んだ食品の，有効性，安全性，品質などの科学的根拠を示して，国の厳しい審査・評価のもとに厚生労働大臣より表示が許可される。
条件付き 特定保健用食品	有効性の科学的根拠が特定保健用食品のレベルに届かないものの，一定の有効性が確認された食品を，限定的な科学的根拠であるという表示条件付きで許可できる。
規格基準型 特定保健用食品	特定保健用食品として許可実績が十分あるなど，科学的根拠が蓄積されている食品について，規格基準により許可される。
疾病リスク低減表示 特定保健用食品	関与成分の疾病リスク低減効果が医学・栄養学的に確立されている場合に，許可表示の一つとして疾病リスク低減の特定保健用食品として表示が許可される。

（財）日本健康・栄養食品協会（2008年版）

図7.4 特定保健用食品の類型

場合，特定保健用食品の許可において表示を認めることになった。現在，許可の対象となっているのは「カルシウムと骨粗鬆症」，「葉酸と胎児の神経管閉鎖障害」の二つである。表示できる用途，摂取上の注意事項，1日の摂取目安量（下限値と上限値）が定められている。特定保健用食品の許可・承認は食品衛生法と健康増進法の二つの法律に基づいて行われる。特定保健用食品の形態は食品，錠剤，カプセル型などであり，食品の有効性や適切な摂取量，安全性などが，それぞれ個々の食品に対して厚生労働省で評価され許可された個別許可型である。食品または関与する成分について，保健の用途の根拠が医学・栄養学的に明らかにされたものであり，保健の用途の表示ができる。

特定保健用食品には決められたマークがつけられる。関与成分（保健機能に関与する成分）

表7.2 「特定保健用食品」表示許可一覧

1	おなかの調子を整える食品
	・オリゴ糖類を含む食品
	・乳酸菌類を含む食品
	・食物繊維類を含む食品
	・その他の成分を含む食品
2	「コレステロールが高めの方に適する」を表示をした食品
3	「食後の血糖値の上昇を緩やかにする」表示をした食品
4	「血圧が高めの方に適する」表示をした食品
5	歯の健康維持に役立つ
6	「食後の血中中性脂肪が上昇しにくいまたは身体に脂肪がつきにくい」表示をした食品
7	「カルシウム等の吸収を高める」表示をした食品
8	「骨の健康維持に役立つ」表示をした食品
9	「鉄を補給する」表示をした食品

国立健康・栄養研究所

表7.3 栄養機能食品の栄養量の配合限度量（上限値・下限値）

	n-3系脂肪酸
上限値	2.0 g
下限値	0.6 g

（ミネラル類）

	亜鉛	カルシウム	鉄	銅	マグネシウム	カリウム
上限値	15 mg	600 mg	10 mg	6 mg	300 mg	2,800 mg
下限値	2.10 mg	210 mg	2.25 mg	0.18 mg	75 mg	840 mg

（ビタミン類）

	ナイアシン	パントテン酸	ビオチン	ビタミンA
上限値	60 mg	30 mg	500 μg	600 μg
下限値	3.3 mg	1.65 mg	14 μg	135 μg

	ビタミンB_1	ビタミンB_2	ビタミンB_6	ビタミンB_{12}
上限値	25 mg	12 mg	10 mg	60 μg
下限値	0.30 mg	0.33 mg	0.30 mg	0.60 μg

	ビタミンC	ビタミンD	ビタミンE	葉酸	ビタミンK
上限値	1,000 mg	5.0 μg (200 IU)	150 mg	200 μg	150 μg
下限値	24 mg	1.50 μg (60 IU)	2.4 mg	60 μg	45 μg

消費者庁

の表示，保健用途の表示，1日あたりの摂取目安量，摂取する上での注意などが表示される（表7.1）。特定保健用食品の用途別一覧を表7.2に示す。

7.1.2 栄養機能食品

栄養機能食品は，かつては栄養補助食品やサプリメントといわれていたもので，高齢化，食生活の乱れなどにより，通常の食生活を行うことが困難な場合等に不足しがちな栄養成分の補給・補完に役立てるもので以下に述べる規格基準型である（図7.1）。栄養成分とは食品に本来含有される成分であり，栄養素の他，ハーブなどに含まれる成分を含めたものである。現在，規格基準が設定されたものはn-3系脂肪酸，ビタミンの13種類（ビタミンA，D，E，K，B_1，B_2，B_6，B_{12}，C，ナイアシン，葉酸，ビオチン，パントテン酸）とミネラルの6種類（カリウム，カルシウム，鉄，亜鉛，銅，マグネシウム）である。

栄養機能食品は安全性も考慮された上で，規格基準として基本的考え方に基づく栄養素の上限値と下限値が決められている（**表7.3**）。規格基準に適合していれば，国への許可申請は必要なく，製造・販売者の自主的責任のもとに自由に販売できる。栄養成分の表示，栄養機能の表示，1日あたりの摂取目安量，摂取する上での注意などの表示を行う義務がある（表7.1）。その上さらに，特定保健用食品とは異なって，厚生労働省の個別審査を受けたものではない旨の表示をしなければならない。

7.1.3 機能性表示食品

事業者の責任において，科学的根拠に基づいた機能性を表示した食品。販売前に安全性および機能性の根拠に関する情報などが消費者庁長官へ届けられたものであるが，特定保健用食品とは異なり，消費者庁長官の個別の許可を受けたものではない。生鮮食品を含め，すべての食品が対象となる。

国が安全性と機能性の審査を行わないので，事業者は自らの責任において，科学的根拠を基に適正な表示を行う必要がある。機能性については臨床試験または研究レビュー（システマティックレビュー）によって科学的根拠を説明する。具体的には研究論文のデータベースより論文を抽出し，機能性を科学的に評価する。

機能性表示制度の特徴
1. 疾病に罹患していない方（未成年者，妊産婦（妊娠を計画している方を含む）および授乳婦を除く）を対象にした食品。
2. 生鮮食品を含め，すべての食品（一部塩分が多いものや，アルコール飲料は除外を除く）が対象となっている。
3. 安全性および機能性の根拠に関する情報，健康被害の情報。
   収集体制など，必要な事項が，商品の販売前に，事業者により消費者庁長官に届けられる。
4. 特定保健用食品とは異なり，国が安全性と機能性の審査を行っていない。

5. 届け出られた情報は消費者庁のウェブサイトで公開される。

   生鮮食品で機能性表示がされ，市場に出ているもの

   三ヶ日みかん：機能性成分はβ-クリプトキサンチン

   大豆もやし：機能性成分はイソフラボン

   その他，届け出件数は1232品目（2018年1月現在）

7.1.4　保健機能食品の使用法

1. 保健機能食品は食事に代わるものではない。健康を維持・増進するための栄養摂取は，基本的にはバランスのとれた食事にある。
2. 食物には，食物にしか含まれない人間にとって必要な微量栄養素がある。
3. 保健機能食品は，体にとって必要な栄養素がすべて含まれているわけではない。
4. 保健機能食品は，用い方によって効能・効果の発現はさまざまである。正しく利用することが大切である。
5. 摂取にあたり，保健用途，栄養成分含有量，栄養機能，注意喚起などの一連の表示を見て注意事項を守る。
6. 保健機能食品に，医薬品的な即効性は期待できない。
7. 栄養素のアンバランスが気になったら，日ごろの食生活を見直す。
8. 生活環境の変化や，栄養素の摂り方が偏った食生活をしている人は，栄養素の不足があり得る。そのような場合は保健機能食品を正しい知識と判断のもとに補助的に使用する。
9. 専門家の適切な情報の提供と指導を受けることも必要である。

7.2　食品の表示制度

　食品の良し悪しは，最終的には消費者が判断すべきものであるが，生鮮食品ならいざ知らず加工食品では，その良し悪しを外観から判断することができない。極端なことをいえば何もラベルが貼られていない缶詰があったら，だれもそれを食べようとしないであろう。そのために各種の表示制度が定められている。特に表示に虚偽があってはならないので，重要な表示には公的な制度が定められ違反者には罰則もある。その他，消費者に適切な内容をアピールするために業界で定めたルールもある。

7.3　各種の食品表示制度と食品規格

7.3.1　食品表示法による表示

　従来，食品衛生法，JAS法，健康増進法の3法で規制されていた食品表示が，食品表示法に一元化された。義務表示項目と任意で行う項目があるが，義務表示項目は次のとおりである。

（1） 生鮮食品の表示

農産物：名称，原産地

畜産物：名称，原産地（容器包装されたものは，内容量，加工者，部位，用途）

水産物：名称，原産地，養殖の旨，解凍の旨

玄米・精米や鶏卵には追加の義務表示項目がある。

（2） 加工食品の表示

名称，内容量，原材料名，添加物，消費期限または賞味期限，保存方法，製造（加工）者または輸入者もしくは販売者の名称・住所，栄養成分の量および熱量，加工度が低い26食品群については原料の原産地，アレルゲンとなる食品はその旨。

● 消費期限と賞味期限

品質の劣化が激しくおおむね製造後5日以内に消費すべきものには消費期限，それ以外のものについては，賞味期限が表示される（表7.4）。

表7.4 期限表示の規定

表示の名称	対象となる食品	表示方法	表示の定義
消費期限	品質の変化が急速で速やかに消費すべき食品（この期間はおおむね5日を目安）	年月日	容器包装の開かれていない製品が，表示された保存方法に従って保存された場合に，腐敗，変敗などによる衛生上の危害が発生するおそれがないと認められる期限
賞味期限	品質が保たれるのが3ヶ月以内の食品	年月日	容器包装の開かれていない製品が，表示された保存方法に従って保存された場合に，その食品として期待されるすべての品質特性を十分保持しうると認められる期限
	品質が保たれるのが3ヶ月を超える食品	年月（年月日）	

● 栄養成分の量および熱量

100 g（100 ml）当たり，または1食分に含まれる栄養素の量および熱量の表示が加工食品には義務付けられ，生鮮食品は任意で表示できる。

熱量（kcal），たんぱく質（g），脂質（g），炭水化物（g），食塩相当量（g）の表示が必要である。ビタミンやミネラルは任意で表示できる。

● アレルゲンの表示

表示の義務がある特定7品目と可能な限り表示が推奨されている21品目がある（表7.5）。その食品の原材料でなくても，副原料に含まれる恐れがあれば表示の義務がある。例えば，パンの製造に用いる乳化剤に卵レシチンを使用すれば，原材料の一部に卵を含む旨の表示が必要である。

表7.5 アレルギー原因食品の表示

特定原材料	卵，乳，小麦，落花生，えび，かに，そば
表示を推奨	いくら，キウイフルーツ，くるみ，大豆，バナナ，やまいも，カシューナッツ，もも，ごま，さば，さけ，いか，鶏肉，りんご，まつたけ，あわび，オレンジ，牛肉，ゼラチン，豚肉，アーモンド

- **遺伝子組換え食品の表示**

遺伝子組換え農産物は，外見では判断できないので，生産から流通の段階で分別して取り扱わなければならない。不分別で流通したものは，その旨，表示する必要がある（図7.5）。遺伝子組換え農産物を使用した加工食品では，33食品についてその旨の表示義務がある。

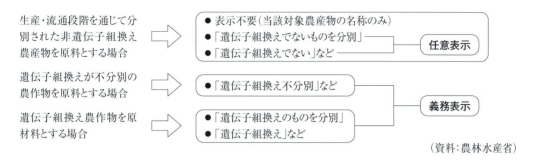

図7.5　遺伝子組換え食品の表示制度

7.3.2　JAS規格

農林物資の規格化等に関する法律（JAS法）より，一部の食品に規格が設定されている。JAS（Japanese Agricultural Standard）規格と称し，次の種類がある（図7.6）。

- **一般JAS**

全国的に流通する品質が安定している食品に設けられる規格で，現在51食品が規格化されている。即席めん，しょうゆ，マーガリン，果実飲料など。

- **特色JAS**

特徴がある加工法または飼育法で生産される食品が規格化されている。熟成ハム類，地鶏肉，人工種苗生産技術による水産養殖産品など8規格。

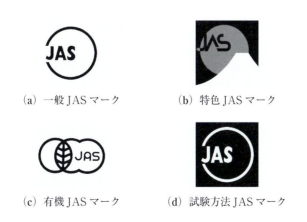

図7.6　JASマーク

- **有機 JAS**

農薬や化学肥料の使用を最低限として栽培される農産物およびその加工品が規格化されている。

- **試験法 JAS**

機能性成分の試験法が規格化されている。べにふうき緑茶中のメチル化カテキンの定量など5規格。

JAS制度は，任意の規格であるので，消費者の商品選択の際の参考にするものである。

7.3.3 その他の表示制度

商品の内容について，虚偽の表示を行ったり，他の商品を中傷することを禁じる不当景品類及び不当表示防止法（景表法）がある。また，この法律に基づいて公正な競争を促す公正競争規約が特定の食品について定められている。一般食品37，酒類7の規約がある。

商品の内容量の表示については，計量法による決まりがある。

第8章 食品についての情報収集法

キーワード 官能検査
課　題 官能検査の利点と難点は何か。

8.1 官能検査

　食品の品質を判定するための機器はこれまでに数多く開発され，品質の改善に役立っている。しかし人間が食品を選ぶ場合に，栄養価そのものよりもむしろ味覚，視覚，嗅覚などに基づく食品に対する好みに左右されることが多い。食品をし好性などの人間の感覚によって測定し，これらを数値化して比較することが官能検査である。

8.1.1 官能検査の適用

　食品の品質の判定に官能検査が用いられるのは，①物理的または化学的な測定機器が存在しない場合，②物理的，化学的測定機器が存在しても，測定が困難または煩雑で時間がかかる場合，③物理的，化学的測定よりも官能検査のほうが精度がよいと考えられる場合などである。今後も食品の品質判定用の測定機器の開発は進むことが予測されるが，食品は最終的には消費者の判断によって優劣が決められることになるので，官能検査の重要性は変わらない。

8.1.2 官能検査の目的

（1）　製品の開発
　新しく開発した食品について従来からある食品との相対的なし好度を検討する。新製品の品質の詳細な記述を行い，特徴および品質の差異などを明らかにする。品質基準からみてどの程度に位置するかを知る。
（2）　製品の改良
　試作した製品がこれまでの製品との間に差が認められるかどうか。試作品がこれまでの製品と異なることが認められた場合に，試作品と従来からの製品とのし好度を比較する。新製品のし好度が明らかに高ければ改良の効果が認められる。
（3）　製造工程の改良
　製品の改善のために製造工程を変更した場合に，新製品と従来品との比較により製造工程改

良の効果を判定する。

(4) 原料の変更

原料を変更したことによって製品にどのような影響があったかを知る。製品の品質改善を目的とした原料の変更であれば，工程の改良と同様に新製品と従来品との比較により効果を判定する。

(5) 貯蔵による品質変化の判定

製品が製造直後から貯蔵，流通の各段階において品質に経時的変化が存在するかどうかを調べる。

(6) 新製品の市場試験

新製品または改良した製品に対する一般消費者の反応を知るための試験である。新製品の市場における評価の予測，し好度の検討を目的に実施される。

8.1.3 し好特性

食品に対するし好性は視覚，嗅覚，触覚，聴覚，味覚などの生理，心理的な感覚によるものである。食品のし好特性はこれらの感覚が相互に影響しており，食品に対するし好はいずれの感覚も大切である。

(1) 色覚

食品に接した場合，まず外観と色によって品質の優劣を評価する。食品の品質のうち，鮮度および熟成度は色によって評価できるものと一般に考えられている。色によって食品の印象が異なり，匂い，味，テクスチャーなどにも影響を与えるといわれている。例えばチェリー，いちご，オレンジなどのフレーバーは，チェリーやいちごは赤色，オレンジはオレンジ色と結び付けて認識されている。フレーバーのし好検査の場合でも，未経験のパネルは無色の食品では識別することが困難な場合があるといわれる。フレーバーを測定する場合に色の影響を除去するために，目かくし試験や，着色光線が使用されることもある。

(2) フレーバー

フレーバーの意味は，「味」，「風味」，「香味」などであるが，口に入れられてその存在を認め，識別する各種知覚の総合であると定義されている。フレーバーは目的によって測定機器により測定が行われている。特に揮発成分の測定にはガスクロマトグラフその他の装置が使用され，塩分濃度は溶液中の電導度または塩素イオン濃度を測定することにより，糖度は屈折計を用いることにより客観的な数値を知ることができる。しかしこれらを総合した，消費者が好ましいと感ずるフレーバーの判定は官能検査によっている。

(3) テクスチャー

食品の品質のうち，色などの外観，フレーバーなどの味に関することがらのほかに，物理的な性質であるテクスチャーも，官能検査によって評価される重要な要素である。品質の判定が食品のもつテクスチャーによっているものは想像以上に多く，わが国の食品では，かまぼこが「足」と呼ばれる弾力性の強弱，およびその質で優劣が決められており，せんべい，かずのこ

などもテクスチャーが品質の良否に密接に関係しているといえる。また，チーズの格付けにおいても 30～40％のウェイトがテクスチャーに与えられているといわれる。

8.1.4　食品の官能検査法

官能検査は人間の感覚に基づく検査であるので，検査に当たる検査員の選定，教育および管理が重要である。官能検査を行う際に測定器の役割を果たす検査員の集団をテストパネルと呼んでいる。

8.1.5　官能検査の環境

官能検査は食品の品質の微妙な違いを人間の感覚によって検出することであるので，検査パネルの判断が外部からの刺激によって影響を受けないことが必要である。

8.2　日本食品標準成分表

日本食品標準成分表は日本で流通している生鮮食品と，利用頻度が高い加工食品の栄養成分値を表形式でまとめたもので，1960 年に初めて公表されて以来，現在，2020 年版が最新である（表 8.1）。

日本人が通常摂取する食品の成分を明らかにすることは，適切な栄養を摂取するための栄養指導に必須であるだけでなく，いかなる食品を生産・流通させるかといった食糧政策にも欠かせない。そのために，国（文部科学省）が責任をもって編集している。

食品成分表に収載されている成分は，水分，たんぱく質，炭水化物，脂質，ビタミン，ミネラルといった栄養成分が主であり，色や味の成分といったし好成分や，有害成分は原則として収載されていない。ただし，コレステロール，食塩，硝酸イオンといった過剰摂取が懸念される成分は記載されている。

表 8.1　日本食品標準成分表 2020 年版の概要

収載されている各表の名称	収載食品数
日本食品標準成分表	2478
本表	
日本食品標準成分表アミノ酸成分表編	1953
第 1 表　可食部 100 g 当たりのアミノ酸成分表	
第 2 表　基準窒素 1 g 当たりのアミノ酸成分表	
日本食品標準成分表脂肪酸成分表編	1921
第 1 表　可食部 100 g 当たりの脂肪酸組成表	
第 2 表　脂肪酸総量 100 g 当たりの脂肪酸成分表	
日本食品標準成分表炭水化物成分表編	
本表　　可食部 100 g 当たりの炭水化物成分表	1075
別表 1　可食部 100 g 当たりの食物繊維成分表	1416
別表 2　可食部 100 g 当たりの有機酸成分表	409

表 8.2 日本食品標準

食品番号	索引番号	食品名	廃棄率	エネルギー		水分	たんぱく質		脂質			炭水化物							無機質											
							アミノ酸組成によるたんぱく質	たんぱく質	脂肪酸のトリアシルグリセロール当量	コレステロール	脂質	利用可能炭水化物（単糖当量）	利用可能炭水化物（質量計）	差引き法による利用可能炭水化物	食物繊維総量	糖アルコール	炭水化物	有機酸	灰分	ナトリウム	カリウム	カルシウム	マグネシウム	リン	鉄	亜鉛	銅	マンガン	ヨウ素	セレン	クロム	モリブデン
単位			%	kJ	kcal	(g)			(g)	mg	(g)									(mg)					(mg)				(μg)			
01080	117	こめ [水稲穀粒] 玄米	0	1472	346	14.9	6.0	6.8	2.5	(0)	2.7	78.4	71.3	72.4	3.0	-	74.3	-	1.2	1	230	9	110	290	2.1	1.8	0.27	2.06	Tr	3	0	65
01081	118	こめ [水稲穀粒] 半つき米	0	1470	345	14.9	(5.6)	6.5	(1.7)	(0)	1.8	81.5	74.1	75.7	1.4	-	75.9	-	0.8	1	150	7	64	210	1.5	1.6	0.24	1.40	Tr	2	0	76
01082	119	こめ [水稲穀粒] 七分つき米	0	1483	348	14.9	(5.4)	6.3	(1.4)	(0)	1.5	83.3	75.8	76.8	0.9	-	76.6	-	0.6	1	120	6	45	180	1.3	1.5	0.23	1.05	0	2	Tr	73
01083	120	こめ [水稲穀粒] 精白米 うるち米	0	1455	342	14.9	5.3	6.1	0.8	(0)	0.9	83.1	75.6	78.1	0.5	-	77.6	-	0.4	1	89	5	23	95	0.8	1.4	0.22	0.81	0	2	0	69
01084	123	こめ [水稲穀粒] はいが精米	0	1460	343	14.9	-	6.5	1.9	(0)	2.0	79.4	72.2	74.7	1.3	-	75.8	-	0.7	1	150	7	51	150	0.9	1.6	0.22	1.54	0	2	Tr	57
01153	124	こめ [水稲穀粒] 発芽玄米	0	1440	339	14.9	5.5	6.5	2.8	(0)	3.3	76.2	69.3	72.6	3.1	-	74.3	-	1.1	3	160	13	120	280	1.0	1.9	0.23	2.07	-	-	-	-

また，アミノ酸についてはアミノ酸成分表が，脂肪酸組成については脂肪酸成分表が，炭水化物については炭水化物成分表が別途公表されている。

食品成分表に収載されている食品数は，合計 2478 品目にのぼる。

8.2.1　日本食品標準成分表 2020 年版の概要

日本食品標準成分表の本書執筆時の最新版は，2020 年公表された八訂版（表 8.2）である。本表とは別に，3 つの付属表が公表されている（表 8.1）。アミノ酸成分表，脂肪酸成分表，炭水化物成分表である。

アミノ酸成分表は 1953 食品のアミノ酸組成を収載しており，本表のアミノ酸組成によるたんぱく質に反映されている。脂肪酸成分表は 1921 食品の脂肪酸組成を収載しており，本表のトリアシルグリセロール当量に反映されている。炭水化物成分表は 1075 食品のヒトの消化酵素で分解可能で，吸収・代謝される成分を収載している。すなわち，澱粉と糖類（ぶどう糖，果糖，ガラクトース，ショ糖，麦芽糖，乳糖，トレハロース）および糖アルコール（ソルビトール，マンニトール）が収載されている。これらの成分を，単糖類に換算して合計した単糖当量を本表の利用可能炭水化物（単糖量）に反映させている。

八訂版では，エネルギー値（熱量）の算出に，アミノ酸組成によるたんぱく質，トリアシルグリセロール当量，利用可能炭水化物の値を用いている。そのために差引法による炭水化物などを使用している七訂版までの値とは差異がある。

成分表 2020 年版（一部抜粋）

	可食部 100 g 当り																					備考
	ビタミン																				食塩相当量	
	ビタミンA					ビタミンD	ビタミンE				ビタミンK	ビタミンB$_1$	ビタミンB$_2$	ナイアシン	ナイアシン当量	ビタミンB$_6$	ビタミンB$_{12}$	葉酸	パントテン酸	ビオチン	ビタミンC	アルコール	
レチノール	α-カロテン	β-カロテン	β-クリプトキサンチン	β-カロテン当量	レチノール活性当量		α-トコフェロール	β-トコフェロール	γ-トコフェロール	δ-トコフェロール													
(μg)							(mg)				μg	(mg)					(μg)	mg	μg	mg	(g)		
(0)	0	1	0	1	Tr	(0)	1.2	0.1	0.1	0	(0)	0.41	0.04	6.3	8.0	0.45	(0)	27	1.37	6.0	(0)	-	0	うるち米 (100g:120mL, 100mL:83g)
(0)	(0)	(0)	(0)	(0)	(0)	(0)	0.8	Tr	0.1	0	(0)	0.30	0.03	3.5	(5.1)	0.28	(0)	18	1.00	3.5	(0)	-	0	うるち米 歩留り：95～96%（100g:120mL, 100mL:83g）
(0)	(0)	(0)	(0)	(0)	(0)	(0)	0.4	Tr	0	0	(0)	0.24	0.03	1.7	(3.2)	0.20	(0)	15	0.84	2.9	(0)	-	0	うるち米 歩留り：92～94%（100g:120mL, 100mL:83g）
(0)	0	0	0	0	(0)	(0)	0.1	Tr	0	0	0	0.08	0.02	1.2	2.6	0.12	(0)	12	0.66	1.4	(0)	-	0	うるち米 歩留り：90～91%（100g:120mL, 100mL:83g）
(0)	(0)	(0)	(0)	(0)	(0)	(0)	0.9	0.1	0	0	(0)	0.23	0.03	3.1	4.2	0.22	(0)	18	1.00	3.3	(0)	-	0	うるち米 歩留り：91～93%（100g:120mL, 100mL:83g）
(0)	(0)	(0)	(0)	(0)	(0)	(0)	1.2	0.1	0.2	0	0	0.35	0.02	4.9	6.4	0.34	(0)	18	0.75	-	(0)	-	0	うるち米 試料：ビタミンB$_1$強化品含む（100g:120mL, 100mL:83g）

8.2.2 食品成分表の活用法

（1） 代表値

食品成分表に記載されている値は代表値といって，その食品の成分値を代表する値が記載されている。この値はある品種の値でもなければ平均値でもない。すなわち，この値を用いればほぼその食品の値として差し支えないとされるものである。例えば，精白米のたんぱく質量は6.1（g/100 g）と記載されているが，日本で栽培されている米のたんぱく質量は少ないものでは5 g，多いものでは10 gと幅がある。さらに数値の変動が激しい食品については，次のような考慮がなされている。

季節変動：野菜や魚は季節によって成分値が大きく変わる（図8.1）。野菜ではほうれんそう，魚ではかつおについて，季節を分けて成分値が記載されている。

国産品と輸入品：同じ食品でも国産品と輸入品とでは成分値に差があるものがある（図8.2）。これらは別の品目として収載されている。

天然品と養殖品：魚の天然品と養殖品では，やはり成分値に大きな差がある（図8.3）。それぞれ別の品目として収載されている。

（2） 各成分値の特徴

炭水化物：炭水化物成分表から求めた利用可能炭水化物（単糖当量）と，**差引き法**による炭水化物が併記されている。差引き法とは，水分，たんぱく質，脂質，灰分の合計量を100から差し引いたものである。この場合は，エネルギーにならない食物繊維が含まれる。

たんぱく質：アミノ酸組成によるたんぱく質と，**窒素－たんぱく質換算係数**を用いて窒素量から算出した値が併記されている。窒素量には，硝酸イオンなど非たんぱく態窒素が含まれ

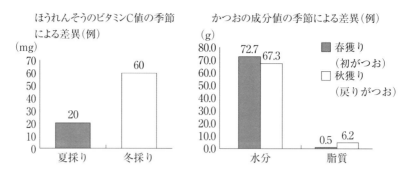

図 8.1 季節による成分値の変動
（五訂日本食品標準成分表）

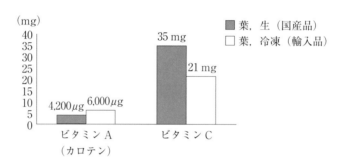

図 8.2 国産品と輸入品のほうれんそうの成分値の差異（例）
（五訂日本食品標準成分表）

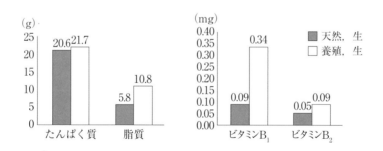

図 8.3 天然品と養殖品のまだいの成分値の差異（例）
（五訂日本食品標準成分表）

る。

脂質：脂肪酸のトリアシルグリセロール当量と，抽出などの方法により定量した値が併記されている。

参考文献

【食品学全般について】
1) 『日本食品標準成分表 2020 年版（八訂）』文部科学省（2020）
2) 『新・櫻井総合食品事典』櫻井芳人（監修），荒井綜一・田島　眞・倉田忠男（編），同文書院（2012）
3) 『新版・日本食品大事典』平　宏和・田島　眞・安井明美・安井　健（編），医歯薬出版（2022）

【各論について】
4) 『新版・米の事典―稲作からゲノムまで』石谷孝佑（編），幸書房（2009）
5) 『大豆の機能と科学（食物と健康の科学シリーズ）』小野伴忠・村本光二・下山田真（編），朝倉書店（2012）
6) 『果実の機能と科学（食物と健康の科学シリーズ）』伊藤三郎（編），朝倉書店（2011）
7) 『肉の機能と科学（食物と健康の科学シリーズ）』松石昌典・山本克博・西邑隆徳（編），朝倉書店（2015）
8) 『食品表示―食品表示法に基づく制度とその実際』日本フードスペシャリスト協会（編），田島　眞・池戸重信（著），建帛社（2016）

索 引

【英字・数字】

BSE ·· 72, 73
CA ·· 74
CA 貯蔵 ··· 110
CoA ·· 35
DHA ··· 118
EPA ·· 118
HACCP ·· 72
JAS 規格 ··· 169
MA 包装 ·· 111
n-3 系 ·· 31, 144
n-6 系 ·· 30, 144
PCB ·· 72
1-オクテン-3-オール ································· 114
2,3-ジケトグロン酸 ······································ 61

【ア行】

アクトミオシン ·· 25
アグリコン ·· 16
アスタキサンチン ························ 125, 126, 127
アスパルテーム ··· 52
アフラトキシン ·· 71
アマランサス ··· 85
アミノ-カルボニル反応 ································ 65
アミノ酸価 ·· 27
アミノ酸スコア ··· 102
アミノ酸評点パターン ·································· 27
アミロース ·· 17
アミロペクチン ·· 17
アラキドン酸 ··· 30
アリイン ··· 105
アリシン ··· 43, 56, 105
アリルイソチオシアネート ·············· 43, 55, 156

アルカリ性食品 ··· 5, 37
アルギン酸 ·· 115, 116
アルドース ·· 14
α-でんぷん ··· 58
α-ヘリックス ·· 25
アルブミン ·· 23
アレルゲン ·· 168
アンギオテンシン I 変換酵素 ·········· 44, 45, 106
アントシアニン ·································· 45, 50, 149
イコサペンタエン酸 ······· 30, 118, 119, 121, 130
異性化糖 ··· 89
イソチオシアネート ····································· 45
イソフムロン ·· 54, 55
イソフラボン ··· 49
遺伝子組換え食品 ······································ 169
イノシン酸 ·· 54
イボテン酸 ·· 113
インディカ ·· 79
栄養機能食品 ··· 6, 166
栄養指導 ··· 173
栄養成分 ··· 173
栄養補助食品 ·· 166
エピガロカテキンガレート ··························· 42
オイゲノール ··· 43
応力緩和測定 ·· 78
オルガノゾル ··· 76

【カ行】

過酸化物価 ·· 31
果実飲料 ··· 153
カゼイン ··· 64
カゼインミセル ··· 141
片栗粉 ·· 86
活性酸素 ·· 33, 42, 46

カテキン	51, 64, 149, 151, 152	硬質小麦	82
果糖ぶどう糖液糖	89	公正競争規約	170
カフェイン	54, 55	合成酢	154
カプサイシン	43, 55, 156	糊化でんぷん	58
カルシフェロール	34	コラーゲン	25
カルニチン	131	コレカルシフェロール	34
カルノシン	126	混成酒	147
乾性油	143	コンニャクマンナン	87
寒天	117		
官能検査	171	【サ行】	
γ-オリザノール	80	酢酸発酵	154
規格基準型特定保健用食品	164	差引き法	175
キチン質	127	さとうきび	88
機能性表示食品	6, 166	サプリメント	166
キモシン	64, 139	サポニン	91, 94
強力粉	82	更科そば	85
グアニル酸	54, 114	三次機能	39, 47
クエン酸	109	三色食品群	4
グリコーゲン	18	酸性食品	5, 37
グリコシド	16	酸性ムコ多糖	18
グリチルリチン	52	シアノコバラミン	35
クルクミン	45	シート構造	25
グルコノデルタラクトン	95	シガテラ	71
グルコマンナン	87	シガトキシン	71
グルタミン酸ナトリウム	54	疾病リスク低減表示特定保健用食品	164
グルテリン	23	自動酸化	60
グルテン	83	シニグリン	106, 156
グロブリン	23	ジャポニカ	79
クロロゲン酸	45	ジャワニカ	79
クロロフィル	48, 49	重合反応	61
桂皮酸メチル	114	自由水	13, 73
景表法	170	主食	7
計量法	170	酒石酸	109
結合水	13	醸造酒	147
ケトース	14	醸造酢	154
ケルセチン	45	消費期限	168
原塩	153	賞味期限	168
原料糖	88	正味たんぱく質利用効率	27
高次構造	24	蒸留酒	147, 150

食糧政策 173
ジンゲロール 45
浸透圧 107
シンナムアルデヒド 43
水中油滴型 75, 140
水分活性 108
ステビオシド 52
ステロイド 31
ストレッカー分解 65, 67
精粉 87
セモリナ 82, 85
ソラニン 70

【タ行】

第一制限アミノ酸 27, 93
ダイエタリー・ファイバー 38
代表値 175
タウマチン 52
タウリン 121, 124, 129
脱渋 112
ダッタンソバ 85
単行複発酵 148
単純脂質 28
単純多糖類 17
タンニン 112
たんぱく価 27
単発酵式 147
チアミナーゼ 35
チアミン 34
窒素-たんぱく質換算係数 175
中間質小麦 82
中力粉 82, 83
貯蔵 74
テアニン 54, 55, 151
テアフラビン 64, 152
テオブロミン 54, 152
テクスチャー 75, 172
テストパネル 173
テトロドトキシン 70

デュラム種 85
てんさい 88
糖酸比 110
糖たんぱく質 23
動的粘弾性測定法 78
特定保健用食品 6, 163
特別用途食品 6, 164
ドコサヘキサエン酸 30, 118, 119, 121, 130
トコフェロール 34
飛粉 87
トリプシンインヒビター 44, 59, 91, 93
トリメチルアミン 57

【ナ行】

生でんぷん 57
ナリンギン 50
軟質小麦 82
難消化性多糖類 17
ニコチン酸 35
乳等省令 137

【ハ行】

配糖体 16, 94
廃糖蜜 88
薄力粉 82, 85
発酵茶 151
半乾性油 143
半発酵茶 151, 152
必須アミノ酸 27
必須脂肪酸 29
ビフィズス菌 41, 44
ピペリジン 57
ピリドキシン 35
フィロキノン 34
フェオフィチン 49
フォスファチジルコリン 136
フォスファチジルセリン 136
不乾性油 143
複合脂質 28

複合多糖類 …………………………… 17
副食 …………………………………… 7
複発酵式 ……………………………… 147
フコイダン ……………………… 115, 116
ぶどう糖果糖液糖 …………………… 89
不発酵茶 ……………………………… 151
不飽和脂肪酸 ………………………… 29
フラボノイド ……………………… 45, 49
ブランチング ………………………… 108
プリオン ……………………………… 72
フルクトオリゴ糖 …………………… 103
プロテインボディー ………………… 93
プロビタミンA ……………………… 33
プロラミン …………………………… 23
分散系 ………………………………… 75
β-でんぷん …………………………… 57
ヘキサナール ………………………… 65
ヘスペリジン ………………………… 50
ベタイン類 …………………………… 128
ペプチド結合 ………………………… 20
ヘム色素 ……………………………… 49
ヘム鉄 ………………………………… 38
変性 …………………………………… 26
飽和脂肪酸 …………………………… 29
ホエーたんぱく質 …………………… 142
ホキ …………………………………… 124
保健機能食品 …………………… 6, 161
ホモゲンチジン酸 …………………… 105
ポリエン酸 …………………………… 29

【マ行】

マイヤール反応 ……………………… 65
麻痺性貝毒 …………………………… 71
ミオグロビン ………………………… 49
六つの基礎食品 ……………………… 3
メイラード反応 ……………………… 65
メナキノン類 ………………………… 34
メルルーサ …………………………… 124

【ヤ行】

やぶそば ……………………………… 85
有機酸 ………………………………… 109
有色野菜 ……………………………… 101
誘導糖 ………………………………… 16
油中水滴型 …………………………… 75
ヨウ素価 ……………………………… 143
四つの食品群 ………………………… 4

【ラ行】

ラミネートフィルム ………………… 158
リコペン ……………………………… 108
リジノアラニン ……………………… 59
リノール酸 …………………………… 29
リノレン酸 …………………………… 29
リポキシゲナーゼ …………………… 65
リポたんぱく質 ……………………… 23
リボフラビン ………………………… 35
リモネン ……………………………… 56
硫化アリル …………………………… 106
緑黄色野菜 ……………………… 102, 103
リンゴ酸 ……………………………… 109
レオロジー …………………………… 76
レクチン …………………………… 91, 93
レシチン ……………………………… 136
レチノール …………………………… 33
レンチオニン ……………………… 56, 57, 114
レンチナン …………………………… 114
老化 …………………………………… 58
ロドプシン …………………………… 33

【ワ行】

ワックス ……………………………… 32

編者紹介

露木 英男（つゆき ひでお）

現　在	日本大学名誉教授，農学博士
専　門	食品理化学・食品製造工学
著　書	食品加工学—加工から保蔵まで—第2版（共立出版，2007）
	食品製造科学（建帛社，1994）
	生化学（共立出版，1991）ほか

田島　眞（たじま まこと）

現　在	実践女子大学名誉教授，農学博士
専　門	食糧科学
著　書	新版 日本食品大事典（医歯薬出版，2017）
	宇宙食—人間は宇宙で何を食べてきたのか（共立出版，2015）
	基礎からのやさしい化学—ヒトの健康と栄養を学ぶために（建帛社，2011）
	食品加工学—加工から保蔵まで—第2版（共立出版，2007）
	ほか

食品学—栄養機能から加工まで—第3版

2002 年 10 月 15 日	初　版 1 刷発行
2007 年 4 月 20 日	初　版 6 刷発行
2009 年 1 月 25 日	第 2 版 1 刷発行
2016 年 2 月 25 日	第 2 版 5 刷発行
2018 年 2 月 25 日	第 3 版 1 刷発行
2022 年 9 月 5 日	第 3 版 3 刷発行

編　者　露木 英男　　Ⓒ 2018
　　　　田島　眞

発　行　共立出版株式会社／南條光章
東京都文京区小日向 4 丁目 6 番 19 号
電話 03(3947)2511（代表）
郵便番号 112-0006
振替口座 00110-2-57035
URL　www.kyoritsu-pub.co.jp

印　刷
製　本　藤原印刷

検印廃止
NDC 498.51
ISBN978-4-320-06186-6

一般社団法人
自然科学書協会
会員

Printed in Japan

JCOPY ＜出版者著作権管理機構委託出版物＞
本書の無断複製は著作権法上での例外を除き禁じられています．複製される場合は，そのつど事前に，出版者著作権管理機構（ＴＥＬ：03-5244-5088, ＦＡＸ：03-5244-5089, e-mail：info@jcopy.or.jp）の許諾を得てください．